Princy Agarwal
Nitin Sethi
Parikshit Gupt

Materiais protéticos maxilofaciais

Princy Agarwal
Nitin Sethi
Parikshit Gupt

Materiais protéticos maxilofaciais

ScienciaScripts

Imprint

Cover image: www.ingimage.com

This book is a translation from the original published under ISBN 978-620-8-22297-0.

Publisher:
Sciencia Scripts
is a trademark of
Dodo Books Indian Ocean Ltd. and OmniScriptum S.R.L publishing group

120 High Road, East Finchley, London, N2 9ED, United Kingdom
Str. Armeneasca 28/1, office 1, Chisinau MD-2012, Republic of Moldova, Europe
Printed at: see last page
ISBN: 978-620-8-27878-6

RECONHECIMENTO

"Quanto mais praticamos a arte de agradecer, mais temos motivos para agradecer."

Este trabalho não teria sido possível sem a graça e as bênçãos de Deus.

Foi um privilégio e uma honra trabalhar sob a orientação amável e a vigilância atenta do meu respeitado orientador, ***Dr. Nitin Sethi*** *(Professor e Diretor-Geral). A sua paciência, presença carinhosa, encorajamento e orientação tornaram possível a realização desta dissertação. O seu encorajamento contínuo ajudou-me imenso na realização deste trabalho. Ficar-lhe-ei eternamente grato.*

Gostaria de agradecer sinceramente ao meu Co-orientador, ***Dr. Parikshit Gupt*** *(Leitor), pelo seu apoio e orientação infalíveis. O seu vasto conhecimento e experiência no campo da Dentisteria Protética e Coroas e Pontes, o seu encorajamento, atitude atenciosa, motivação e capacidade de fornecer soluções simples para problemas complexos continuarão a ser uma fonte de inspiração para os próximos anos. Os seus conhecimentos e comentários perspicazes foram fundamentais para dar forma a esta tese.*

Estou muito grato aos meus respeitados professores, ***Dr. Anuj Sharma*** *(Professor),* ***Dr. Rupinder Singh Dhall*** *(Professor),* ***Dr. Abhishek Sharma*** *(Sr. Lecturer) e* ***Dr. Basit Shah*** *pela sua paciência e orientação inesgotável, sugestões valiosas e avaliação crítica da minha dissertação em todas as fases deste projeto. Manifestaram um interesse genuíno e vivo pelo meu trabalho e conferiram qualidade a esta dissertação.*

Estendo a minha sincera gratidão ao nosso honrado Presidente, ***o Dr. V. K Gupta****, e ao Diretor,* ***o Dr. Gaurav Gupta****, pelas suas amáveis bênçãos que sempre nos concederam.*

Estou grato ao nosso honorável Presidente, ***Sr. Yatharth Gupta****, e à Diretora,* ***Dra. Preeti Gupta****, por me terem permitido realizar a presente investigação neste prestigiado instituto e por me terem dado todo o apoio e orientação necessários sempre que solicitado. Gostaria também de agradecer as suas sugestões oportunas, com bondade, entusiasmo e dinamismo, que me permitiram concluir esta dissertação.*

Gostaria de agradecer sinceramente ao nosso Diretor, ***Dr. Rajan Gupta,*** *pelo seu apoio e encorajamento contínuo.*

Acima de tudo, gostaria de estender a minha sincera gratidão aos meus pais, ***Sr. Prakash Agarwal e Sra. Shobha Agarwal, e*** *ao meu irmão,* ***Sr. Tanmay Agarwal****, que sempre foram uma fonte de apoio e amor incondicionais que me ajudaram a realizar os meus* *sonhos e, sem eles, nunca teria sido capaz de alcançar este objetivo.*

Tenho uma dívida especial de gratidão para com a minha família: ***Sr. Narender Kumar, Sr. Mahendra Agarwal, Sra. Urmila Agarwal, Sra. Lalita Agarwal, Sr. Vishwas Agarwal, Sr. Saurabh Agarwal, Sra. Dhara Jain, Dr. Siddharth Agarwal, Dr. Vrishty Jain, Dra. Harshita Agarwal, Dr. Ankit Mittal e Sr. Jayant Agarwal****. Eles foram testemunhas de todos os altos e baixos durante todo o meu curso e mantiveram-se firmes como uma rocha para mim, encorajando-me e empurrando-me para conseguir tudo.*

Estou em dívida para com os meus superiores, ***Dr. Paramjeet Kaur Bindra, Dr. Vishal Dogra, Dr. Nani Mudo, Dr. Subham Sharma, Dr. Vaibhav Anand, Dr. Surabhi Thakur*** *e* ***Dr. Nisha Panwar****, pela sua cooperação, e para com os meus colegas,* ***Dr. Rajat Kansal, Dr. Danish Chouhan e Dr. Chuzotalu Dawhuo****, pelo seu apoio e ajuda constantes.*

A toast to my dearest friends ***Dr. Liza Baruah, Dr. Shahid Khan Pathan, Nikita Singhal, Shivani Bansal, Saransh Agarwal, Ruby Thomas, Dr. Megha Agarwal, Dr. Ridam Bhasin*** *and juniors* ***Dr. Smriti Ramola, Dr.ª Monika Negi, Dr.ª Kritika Thakur, Dr. Paarul Garg, Dr. Anant Sindhwani, Dr.ª Ishika Kaushik, Dr.ª Ankita Sahu, Dr. Remruatpuii*** *por estarem presentes e me ajudarem constantemente.*

Gostaria de agradecer aos nossos bibliotecários, ***Sr. Sandeep Pal*** *e* ***Sr. Rajender Singh****, que trabalharam arduamente para me ajudar na minha investigação.*

Gostaria também de agradecer ao ***Sr. Sohan Singh Panwar*** *e ao* ***Sr. Sandeep Kumar*** *pela sua atitude sempre prestável e pela coordenação do meu trabalho.*

Os meus sinceros agradecimentos aos técnicos de laboratório, ***Sr. Joginder Raj*** *e* ***Sr. Sandeep Pradhan****, que permitiram o acesso às instalações do laboratório e um apoio precioso.*

Por último, aproveito esta oportunidade para agradecer a todos os meus professores, familiares e amigos que me ajudaram nesta tarefa e as minhas sinceras desculpas a todos os que me ajudaram e que me esqueci de mencionar aqui. Ficarei eternamente grato a todos vós.

Dr. Princy Agarwal

Índice

INTRODUÇÃO

"É o direito dado por Deus a cada ser humano de parecer humano."

A prótese maxilofacial pode ser utilizada para tratar ou restaurar tecidos do sistema e estruturas faciais associadas que tenham sido afectados por doença, lesão, cirurgia ou defeito congénito. O objetivo da prótese maxilofacial é melhorar a qualidade de vida dos pacientes com defeitos maxilofaciais.

Nos últimos anos, registou-se um aumento dramático da procura de reabilitação protética de doentes com defeitos faciais. A crescente sensibilização para o cancro está a resultar num diagnóstico e tratamento mais precoces, pelo que há mais doentes a sobreviver à doença. Infelizmente, muitas das técnicas cirúrgicas são extensas e, por isso, deixam grandes defeitos que comprometem não só a função e a estética, mas também o estado psicossocial do doente. Estes problemas exigem uma reabilitação imediata com cirurgia ou próteses. No entanto, a reconstrução cirúrgica é frequentemente contra-indicada na presença de grandes defeitos ou em doentes de alto risco. As próteses oferecem a vantagem de uma reabilitação rápida, reversível e sem complicações médicas. Além disso, a restauração pode ser facilmente removida para permitir a avaliação da saúde dos tecidos subjacentes.

As próteses maxilofaciais muitas vezes "começam onde a cirurgia termina". A fala, a mastigação, a deglutição e uma aparência facial normal são caraterísticas humanas inerentes. Quando alterados ou perdidos, desafiam a saúde física e o bem-estar psicológico do doente, bem como o engenho do protésico maxilofacial.

A restauração protética de defeitos faciais é uma arte antiga em que o sucesso foi sempre limitado pela indisponibilidade de materiais adequados. Historicamente, têm sido utilizados muitos tipos de materiais. A madeira, a cera, os metais, a vulcanite e muitos tipos de plástico têm sido utilizados como materiais rígidos, enquanto os flexíveis, como as misturas de gelatina e glicerina, o látex e os plásticos elásticos, também encontraram alguma utilidade. Atualmente, os materiais utilizados para a prótese maxilofacial são plásticos vinílicos, poliuretano, borracha de silicone e tipos de acrílico. Estes novos materiais apresentam algumas propriedades excelentes, mas também algumas deficiências frustrantes. Até à data, ainda não surgiu nenhum material que se assemelhe ou duplique a pele humana. Recentemente, têm sido desenvolvidos grandes esforços no estudo dos materiais existentes, na esperança de melhorar as suas deficiências.

As propriedades físicas, biológicas e clínicas de vários materiais maxilofaciais têm sido estudadas pelos investigadores para alcançar o sucesso clínico e a aceitação dos pacientes. O desafio final para um material de prótese facial é o teste do seu desempenho clínico. A investigação deve concentrar-se em dois objectivos principais:

a) Melhorar as propriedades físicas e mecânicas do material, para que se comporte como um tecido humano e aumente a vida útil da prótese.

b) Encontrar agentes corantes estáveis para colorir próteses faciais e desenvolver um método científico de correspondência de cores da pele humana.

REVISÃO DA LITERATURA

R. YU. A. Koran et al. (1983), investigaram o efeito de várias temperaturas de processamento nas propriedades mecânicas e na cor de um elastómero maxilofacial de cloreto de polivinilo. O material de PVC foi misturado e embalado em moldes de alumínio e curado a temperaturas de 140°, 150°, 160°, 170°, 180° e 190° C num forno de circulação. As propriedades mecânicas avaliadas foram a resistência ao cisalhamento e a resistência à tração final, a percentagem mínima de alongamento, a deformação permanente na rutura, a energia de rutura, a dureza A, a seis temperaturas diferentes. A resistência ao cisalhamento foi medida com uma máquina de ensaios universal Instron. Os espécimes em forma de halteres foram cortados da folha de elastómero utilizando um molde e foram utilizados para medir a resistência à tração final e a percentagem máxima de alongamento a uma velocidade de 10 cm/mm. A medição da deformação permanente foi efectuada após 24 horas de recuperação após o alongamento máximo de tração. A resistência à propagação do rasgamento foi determinada utilizando espécimes em forma de calças a uma velocidade de cabeça cruzada de 5 cm/mm. A dureza da indentação foi medida com o instrumento shore A. A cor dos espécimes foi avaliada através da medição quantitativa da cor de cada amostra com um espetrofotómetro de feixe duplo U.V. visível. Os resultados indicam que a temperatura de processamento desempenha um papel importante na determinação do comportamento mecânico global e das caraterísticas de cor do elastómero. Os baixos valores de PVC a 140°C são o resultado de uma gelificação incompleta do elastómero. As amostras processadas a 170°C apresentam uma resistência mecânica melhorada e pouca alteração de cor devido à dissolução completa do PVC. As propriedades mecânicas das amostras processadas a mais de 170°C não se alteraram significativamente, mas sofreram descoloração devido à exsudação do plastificante e à decomposição por degradação termo-oxidativa.

Milad M. Abdelnnabi et al. (1984), compararam o MDX-4-4210 com cor e sem cor, com materiais de silicone de polidimetil siloxano relativamente à resistência à tração, módulos de tração, resistência ao rasgamento, dureza da superfície e percentagem de alongamento.

Neste estudo, foram utilizados materiais poliméricos como MDX com cor e sem cor e PDM. O MDX foi aquecido a 85°C durante 1 hora após a desgaseificação. O PDM foi aquecido a 100°C durante 2 horas. Foram preparados moldes de gesso dentário para fabricar os espécimes. Todos os espécimes foram armazenados a 23°±1° C e 50% de humidade relativa 48 horas antes do teste. A resistência à tração, o módulo de tração, a resistência ao rasgamento e o alongamento percentual foram testados com a máquina de testes Instron, enquanto a dureza da superfície dos espécimes foi medida com o Durómetro shore A.

O autor concluiu que foram encontradas diferenças significativas entre o PDM natural novo e o MDX com ou sem cor relativamente à resistência à tração, ao módulo de tração, à dureza e à percentagem de alongamento. O PDM apresentou a maior resistência à tração, módulo de tração e percentagem de alongamento. Enquanto que o MDX com e sem cor apresentou a maior resistência ao rasgamento e dureza. Não foram encontradas diferenças significativas entre o MDX com e sem cor nos cinco testes efectuados.

G. E. Turner et al. (1984), avaliaram o sistema de cor intrínseco do poliuretano isoforona comparando as propriedades físicas e a estabilidade da cor antes e depois do envelhecimento. O material testado foi o poliuretano de isoforona com 7,4% de plastificante. Os quatro sistemas de cor habitualmente utilizados nos materiais de prótese maxilofacial são as tintas de óleo de artista utilizadas no cloreto de polivinilo, a pigmentação de terra seca utilizada em silicones e polimetilmetacrilatos, o caulino modificado com pigmentos de terra seca, - 10% em peso utilizado em silicone e os pigmentos de pele Daro utilizados em epitano -3. Os espécimes foram preparados com uma técnica de fundição por rotação e processados. A película foi cortada transversalmente e colocada numa panela revestida de Teflon e condicionada durante 40 horas à temperatura ambiente e à pressão atmosférica normal. Cada película foi cortada após o condicionamento e metade de cada amostra foi testada antes do envelhecimento e a outra metade pôde ser testada após o envelhecimento. Metade de cada película foi fixada a um suporte especialmente concebido para o efeito e todas as amostras foram colocadas num medidor de tempo a 88°-90° F e 5055% de humidade relativa. Após 900 horas de envelhecimento, as películas foram retiradas do aparelho, lavadas com sabão e deixadas a condicionar durante 40 horas em panelas de Teflon cobertas com folhas de esfregaço cirúrgico para evitar mais exposição à luz. Todos os espécimes estão agora prontos para a determinação da estabilidade da cor e das propriedades físicas.

O autor concluiu que as propriedades de tração, rasgamento e dureza de um poliuretano de isoforona eram semelhantes e consistentes para espécimes com pigmentos de terra seca e óleos de artista. Afirmou também que o poliuretano de isoforona apresenta valores mais elevados de resistência à tração e ao rasgamento e de resistência ao envelhecimento à luz UV do que um poliuretano disponível no mercado. O sistema de coloração de caulino apresentou a menor resistência à tração antes e depois dos testes de envelhecimento. O sistema de coloração Daro apresenta uma diminuição acentuada da resistência ao rasgamento após o envelhecimento.

J kou youmdjian et al. (1985), compararam as propriedades físicas do RTV modificado e não modificado. Neste estudo, foi utilizado o silicone RTV MDX 4-4210 e o mesmo silicone modificado pela adição de 360 fluidos médicos numa quantidade de 5%, 10% e 15% em peso à base. As propriedades avaliadas foram a resistência à tração, o alongamento percentual, a resistência ao rasgamento e a dureza. O elastómero de base de silicone MDX 4-4210 foi misturado com o agente de cura e, em seguida, foi adicionado fluido médico Dow 360 (5, 10 e 15% em peso). Foi utilizado calor seco a 80°C durante 1 hora para curar o material. Foram concebidos moldes e matrizes e o espécime foi preparado utilizando cortadores padrão para resistência à tensão e ao rasgamento. A resistência à tração e o alongamento final foram medidos com um aparelho de teste de tração Instron e com amostras de halteres. O ensaio de rasgamento foi efectuado no aparelho de ensaio universal Instron com amostras de rasgamento. Para medir a dureza, foi utilizado o durómetro shore tipo A.

O autor concluiu que as propriedades mecânicas iniciais do silicone RTV não modificado eram superiores às do silicone RTV modificado com 5%, 10%, 15%, 360 de fluido médico, exceto no que diz respeito à dureza. Os valores de cada propriedade diminuíram linearmente com a quantidade de fluido médico 360 adicionado. Se se pretender uma suavidade adicional, esta pode ser obtida com a adição de fluido médico 360 ao silicone RTV, à custa da diminuição da força, do alongamento e da resistência ao rasgamento.

John F. Wolfardt et al. (1985), compararam as propriedades mecânicas do Cosmesil com as dos elastómeros atualmente utilizados. Os elastómeros normalmente utilizados são o Silastic 382, o Silastic MDX-4-4210 e o Silskin. Estes materiais RTV foram processados de acordo com as instruções do fabricante, mas o Cosmesil pode ser processado em diferentes graus de dureza e foi testado em consistências duras e moles. Os provetes de ensaio foram processados em moldes de precisão de aço inoxidável. Foram utilizados anéis 0 para o ensaio de tração, folhas finas para o ensaio de rutura e discos para o ensaio de dureza. Todos os espécimes foram condicionados durante um mínimo de 7 dias a uma temperatura de 20±1°C, 50%±5% de humidade relativa. Foram testados dez espécimes de cada material, exceto no teste de tração do Cosmesil - S, para o qual foram utilizados cinco espécimes.

O autor concluiu que o Cosmesil (S & H) apresentava propriedades mecânicas superiores às de outros elastómeros de silicone para próteses.

Ariyadosa Udagoma (1987) descreveu a evolução de potenciais materiais de revestimento de silicone e uma técnica para o revestimento bem sucedido de próteses faciais de silicone com fibras de poliuretano pré-fabricadas. Foi selecionada uma prótese pré-fabricada de poliuretano como material de revestimento de escolha devido à sua transparência, elevada resistência ao rasgamento, moldabilidade e compatibilidade com adesivos cutâneos à base de água. A preparação de silicone foi aplicada e processada contra as folhas através de 3 métodos e as forças de ligação foram avaliadas. No método 1, a folha foi limpa com acetona de grau de reagente e aquecida até ficar com um aspeto brilhante. O adesivo médico silastic tipo A foi aplicado, adaptado a vácuo e embalado com uma preparação de silicone colorida num molde de gesso. No método 2, o procedimento foi o mesmo que no método 1, exceto que o primário 1205 foi aplicado após a limpeza da folha de uretano com acetona e aquecido até ficar brilhante, tendo sido utilizado o primário S-2260 em vez do primário 1205. Com estas técnicas de ligação, foram fabricadas 984 próteses de silicone revestidas a uretano e entregues a 88 pacientes durante um período de 5 anos. Todas as próteses foram fixadas com adesivo Daro e fita adesiva de dupla face.

Os resultados deste estudo mostram que os métodos 1 e 2 resultaram numa ligação fraca entre a película de poliuretano e o silicone, que se descolou de forma irregular. No entanto, o método 3 produziu uma ligação forte que não descolou.

O adesivo Daro e a fita dupla face 3 M aderiram bem à prótese revestida com uretano. Não se registou qualquer crescimento de fungos na prótese revestida com uretano. O revestimento de uretano também conferiu uma superfície lisa, brilhante e molhável à superfície interna da prótese.

O autor concluiu que, após testar uma variedade de materiais numa tentativa de os tornar aderentes, resistentes a rasgões, molháveis, lisos e resistentes ao crescimento de fungos, uma película de uretano fina pré-fabricada termoplástica adaptável a vácuo foi considerada a mais eficaz.

Eniko M. Veres et al. (1990), avaliaram e compararam a molhabilidade e a dureza de indentação do material Cosmesil com a do Molloplast-B. Os espécimes dos materiais Cosmesil e Molloplast-B foram processados contra cinco superfícies diferentes. As superfícies de teste de pedra foram tratadas com sabão, alginato de sódio e pasta de silicone e não foram tratadas. Como controlo, foi preparada uma superfície de aço inoxidável polido. Foram processados 10 espécimes de cada uma das cinco superfícies diferentes. A molhabilidade foi avaliada através da medição do acrílico de contacto com um projetor de perfil. A dureza de indentação foi medida com um durómetro Shore A.

O autor concluiu que o material Molloplast B apresenta uma maior molhabilidade do que o material Cosmesil. O separador de alginato de sódio produziu espécimes de silicone com maior molhabilidade. O material Molloplast-B foi considerado mais duro do que o material Cosmesil. O desempenho mecânico do material Cosmesil seria melhorado através do aumento da molhabilidade da superfície. A dureza do material Cosmesil está dentro do intervalo ideal para um elastómero maxilofacial.

Steven P. Haung (1992), avaliou a alteração das propriedades físicas das combinações de elastómeros coloridos em resultado da exposição às intempéries. Foram fabricados 15 espécimes em forma de haltere e 15 espécimes em forma de calça para cada um dos 3 elastómeros (Siliastic medical adhesive type A, Silastic 4-4210, Silastic A-2186) e 6 combinações de corantes (pigmentos de terra seca, flocagem de fibra de rayon: tintas a óleo para artistas, caulino, cosméticos líquidos e sem cor) para fabricar 546 espécimes. Os 15 espécimes em forma de haltere e em forma de calça de cada combinação de corante de elastómero foram separados em 3 grupos de condições de ensaio (controlo, passagem do tempo e intemperismo normal) de 5 espécimes por grupo de condições de ensaio. Os espécimes de controlo foram avaliados no prazo de 1 mês após o fabrico. O grupo de passagem do tempo foi selado em recipientes de vidro e mantido no escuro durante 6 meses antes do ensaio. Os grupos de intemperismo natural foram colocados no telhado da escola de medicina dentária durante 6 meses e expostos à luz solar e ao intemperismo. A avaliação da dureza e da resistência ao rasgamento foi feita em espécimes em forma de calças e a avaliação da resistência à tração final e do alongamento percentual em espécimes em forma de halteres.

O autor concluiu que a adição de corantes aos silicones alterou o efeito da meteorização nas propriedades físicas. As alterações das propriedades físicas ocorrem tanto nos espécimes coloridos como nos não coloridos, que foram selados em contentores e mantidos no escuro. As alterações das propriedades físicas podem ser causadas por impurezas incorporadas durante o fabrico, por produtos de reação, por iniciadores ou por qualquer outro mecanismo.

Robert A Sandhez et al. (1992), compararam as propriedades físicas de 2 tipos de polidimetilsiloxano para o fabrico de próteses faciais. Os materiais em estudo foram o MDX-4-4210 e um novo material A-2186. As propriedades investigadas foram a resistência à tração, o alongamento, a resistência ao rasgamento e a dureza da superfície. Foi fabricado um grupo de 10 amostras de cada material de silicone para cada um dos respectivos testes. Todos os espécimes foram concebidos e fabricados de acordo com as normas estabelecidas pela American Society for Testing & materials (ASTM), designações D 421-68 para a resistência à tração, D1938-85 para a resistência ao rasgamento e D 2240-68 para o ensaio de dureza superficial. Foram maquinadas matrizes de alumínio para fabricar os espécimes de anel '0'. As amostras foram fixadas em cavilhas e esticadas com a máquina de ensaio Instron a uma velocidade de 5 mm/min, até à rutura (alongamento percentual e resistência à tração). Para o ensaio de resistência ao rasgamento, foram fabricadas amostras de tiras rectangulares finas '0', seccionadas em dois terços do seu comprimento, fixadas à máquina Instron e esticadas a uma velocidade de 20 mm/min. Foi utilizado o durómetro shore A para medir a dureza superficial dos dois materiais. O autor concluiu que o A-2186 apresenta maior resistência à tração e alongamento percentual do que o MDX-4-4210, o que deverá aumentar clinicamente a vida útil da prótese.

Gregory L. Polyzois et al. (1993), avaliaram e compararam algumas propriedades físicas do Cosmesil HC2 com os elastómeros de silicone Cosmesil SM4 & Silskin II, antes e depois da intempérie. Os materiais foram misturados de acordo com as instruções dos fabricantes e processados em moldes de gesso odontológico por 24 horas à temperatura ambiente. As propriedades avaliadas foram a resistência à tração, o módulo a 100% de alongamento, a percentagem de alongamento na rutura, a fixação permanente após a rutura, a dureza, a resistência ao rasgamento *e* a estabilidade da cor. Antes da exposição às intempéries, as propriedades físicas foram determinadas para cada material e amostras duplicadas foram colocadas num aparelho de teste de resistência à luz e às intempéries. Os espécimes foram expostos durante 200 horas a uma temperatura de 45°C e 45% de humidade relativa do painel negro. Durante o processo de envelhecimento, as amostras foram continuamente sujeitas a uma fonte de luz de xénon de 1500 watts com filtros de vidro de infravermelhos que produzem um comprimento de onda de 300-800 mm. A irradiação na posição da amostra foi fixada em 1030 W/m .^{2}

O autor concluiu que o Cosmesil HC2 apresenta uma maior resistência à tração e ao rasgamento, dureza, alongamento, fixação permanente, enquanto o seu módulo de elasticidade é baixo. As propriedades dependem do tipo de materiais e da exposição à radiação U.V. As alterações de cor após o envelhecimento não mostraram qualquer efeito na cor azul, mas o amarelo e o vermelho foram significativamente influenciados. O efeito do tipo de material nas alterações de cor deve-se à diferença na cor intrínseca.

E. R Dootz et al. (1994), compararam as propriedades físicas de três materiais maxilofaciais em função do envelhecimento acelerado. Os materiais escolhidos para este estudo foram o MDX 4-4210, o A-2186 e o Cosmesil. Estes materiais foram testados para determinar a resistência à tração, a percentagem de alongamento, a dureza shore e a resistência ao rasgamento, antes e depois do envelhecimento acelerado. Foram preparadas cinco amostras de cada material para cada condição de ensaio. As amostras foram processadas de acordo com as instruções do fabricante e depois armazenadas num humidificador durante 24 horas antes do ensaio.

Os ensaios foram realizados 24 horas após a preparação do espécime e foram repetidos após um envelhecimento de 900 horas no dispositivo de medição de O.

O autor concluiu que todos os materiais avaliados tiveram um bom desempenho antes do envelhecimento acelerado. No entanto, o MDX-4-4210 teve menos força e resistência ao rasgamento do que os materiais A- 2186 e Cosmesil. O MDX-4-4210 e o A-2186 foram ligeiramente mais macios do que os espécimes de Cosmesil. Os materiais Cosmesil tiveram o alongamento mais favorável.

O MDX-4-4210 não foi afetado pelo envelhecimento acelerado em todas as condições de teste. No entanto, a resistência à tração e a resistência ao rasgamento foram inferiores às dos materiais A-2186 e Cosmesil. A resistência à tração da substância A-2186 não foi afetada pelo envelhecimento acelerado e foi superior à dos outros materiais. As propriedades do material Cosmesil foram mais afectadas pelo envelhecimento acelerado do que as dos outros materiais testados.

Gregory L. Polyzois et al. (1994), investigaram os perfis citotóxicos de cinco elastómeros de silicone de reticulação à temperatura ambiente (RTC) através de duas técnicas de cultura de células invitro. Os materiais utilizados foram Silskin II Clear, Silskin II, Skin shade, MDX-4210 (tipo de adição), Cosmesil e Cosmesil HC_2 (tipo de condensação). As amostras foram preparadas e processadas colocando os materiais de silicone num molde de pedra. Foram preparados 12 discos de cada material. Dos doze espécimes, seis foram armazenados durante 7 dias em pratos de plástico selados e outros seis foram imersos em solução salina estéril a 0,9%. Após o armazenamento e antes da utilização, as amostras foram autoclavadas a 121 °C durante 30 minutos. As células de fibroblastos de ratinho foram propagadas em meio de Eagle. Dois testes diferentes de cultura de células utilizados neste estudo são o teste de sobreposição de agarose e o teste de contacto direto.

O resultado deste estudo revelou que os elastómeros de silicone RTC afectaram negativamente as células em cultura e que o armazenamento das amostras durante uma semana em soluções salinas não alterou este efeito. O efeito na cultura de células pode dever-se aos componentes activos e lixiviáveis dos materiais e às suas propriedades de superfície (topografia e molhabilidade da superfície).

O autor concluiu que os elastómeros RTC afectaram negativamente as células em cultura. Afirmou que se justificam estudos clínicos e um acompanhamento cuidadoso do doente para avaliar as reacções do hospedeiro em contacto a longo prazo com a membrana mucosa humana e o tecido cutâneo.

James C. Lemon et al. (1995), investigaram a eficácia de um absorvente de luz UV na estabilidade da cor de um elastómero facial.

Os espécimes medindo 2,4 mm x 6 cm x 4,5 cm foram feitos investindo 2 camadas de cera de placa de base num frasco de PVC com pedra dentária e desparafinados. Foi utilizada uma proporção de 3:1 de adesivo médico tipo A para o elastómero MDX4-4210 por volume para preparar 54 amostras. O caulino (10% em volume) e o absorvente de luz UV-54 também foram adicionados a 0,01%, 0,1% e 0,25% em peso. O material foi colocado nos moldes e deixou-se assentar durante 24 horas. Após 24 horas, os frascos foram colocados em circulação de ar quente a 80°C durante 30 minutos. Foi preparado um total de 36 amostras, que foram divididas em 2 grupos. Cada grupo foi exposto a diferentes condições de intemperismo. Foi efectuada uma análise espectrofotométrica para avaliar as alterações de cor e para determinar os efeitos da meteorização artificial e da meteorização exterior na estabilidade da cor. O autor concluiu que ocorreram alterações na cor das amostras, com o grupo artificial a causar uma maior alteração do que o envelhecimento no exterior. O absorvente de luz U.V. UV-5411 não protegeu as amostras das alterações de cor.

Robert M. Taft et al. (1996), compararam a força de adesão na casca de um adesivo de silicone com a de um gel de polimetacrilato de metilo autopolimerizável e de um gel de dimetacrilato de uretano de polimerização ligeira, utilizando duas texturas de superfície.

1) Apenas polimento com pedra-pomes
2) Polimento com pedra-pomes, retenção de pérolas acrílicas e dois primários de superfície

a) Dow corning 1205 b) Dow corning S -2260.

Cada tipo de resina foi dividido em 5 grupos de acordo com a textura da superfície, o tipo de primário ou a ausência de primário. As amostras foram feitas num molde de pedra e foram acabadas com uma superfície polida de pedra-pomes grossa. As esferas de resina acrílica foram coladas com monómero de polimetacrilato / pasta de polímero às amostras de polimetacrilato de etilo, enquanto o gel de dimetacrilato de uretano foi utilizado como agente de ligação para as amostras de dimetacrilato de uretano. As amostras de teste foram fabricadas através da colagem de uma folha de poliuretano às amostras de resina com um sistema adesivo de silicone (adesivo de silicone A). A folha de poliuretano foi colocada numa formadora de vácuo e limpa com acetona. Aplicou-se uma camada de primário S-2260 na folha de poliuretano e aqueceu-se até esta ficar transparente e flácida. A folha foi recuperada para a formadora de vácuo e cortada em folhas de 2 x 10 cm. Foi colocada uma fita adesiva de 3 cm de comprimento ao longo do bordo superior da folha de poliuretano. Cada peça de teste de resina foi devolvida ao seu molde e limpa duas vezes com acetona. Um dos dois primários foi aplicado na superfície da resina, depois 2 cm de adesivo de silicone foram revestidos na superfície da resina e cobertos com a folha de poliuretano. O molde foi apertado e polimerizado em bancada durante 24 horas antes do ensaio. A amostra foi recuperada, flash e a folha de poliuretano foi cortada de acordo com as dimensões. Foram preparados dez grupos de teste constituídos por 10 amostras/grupo. Foi avaliada a aderência e a força de descolagem de cada amostra de teste.

Os resultados deste estudo mostram que todas as falhas ocorreram entre a superfície da resina e o adesivo de silicone. As amostras sem primário e com o primário 1205 resultaram numa adesão em força de descasque que foi significativamente mais forte do que com o primário s-2260. A utilização do primário 1205, com resina autopolimerizável ou leve, esferas ou pedra-pomes, produziu uma maior adesão em força de descasque do que o primário S-2260.

O autor concluiu que o primário 1205 apresentou uma ligação mais forte estatisticamente significativa, independentemente do tipo de resina ou da preparação da superfície utilizada.

M. G. J. Waters et al. (1999), avaliaram a molhabilidade e as energias de superfície das próteses maxilofaciais de borracha de silicone atualmente utilizadas, utilizando a técnica de medição de contacto dinâmico. A molhabilidade dos materiais de prótese maxilofacial de borracha de silicone foi comparada com a do material de base da prótese de resina acrílica e com a de um material de revestimento macio de silicone amplamente utilizado. Os materiais utilizados neste estudo são A-2186, Mollomed, Cosmesil, Cosmesil HC, Molloplast-B, (revestimento macio de silicone) Trevalon (resina acrílica). Os espécimes foram preparados embalando a massa em moldes de pedra e curados. Foram preparados cinco espécimes para cada amostra e esterilizados a 12°c durante 15 minutos. O teste foi realizado com um analisador de ângulo de contacto dinâmico a cores Cahn.

O autor concluiu que todos os materiais de silicone apresentavam uma fraca molhabilidade em comparação com o material de base de dentadura de resina acrílica comummente utilizado. A medição da energia de superfície indicou que os materiais de silicone eram energeticamente menos susceptíveis à fixação bacteriana do que o material de base de dentadura de resina acrílica.

Mark W. Beatty et al (1999) avaliaram o efeito da radiação U.V. na estabilidade da cor de um silicone maxilofacial que foi colorido com pigmentos de óleo selecionados através de métodos de pigmentação intrínsecos e extrínsecos. Cinco tipos de pigmentos de óleo (branco Ti, vermelho Cd, amarelo ocre, amarelo Cd, violeta Mars) foram adicionados a elastómeros para preparar espécimes em forma de disco.

Foram preparados 3 grupos de espécimes elastoméricos:-

1. Amostras de elastómero pigmentado com óleo - Discos com 70% de adesivo e 30% de elastómero de base contendo 0,2% de pigmentos de óleo.
2. Espécimes de elastómeros não pigmentados
3. Amostra do grupo de controlo: Discos com espécime de elastómero não pigmentado e espécimes de elastómero pigmentado.

Todos os espécimes foram armazenados a 23°±1°C durante 24 horas antes de efetuar a medição da cor de base. Após a preparação dos espécimes, todos os espécimes foram expostos à radiação U.V. durante 400, 600 e 1800 horas. As alterações de cor foram medidas com o espetrofotómetro na linha de base e em cada intervalo de tempo.

Os resultados deste estudo mostram que as amostras de controlo sofreram alterações de cor às 1800 horas, ao passo que as amostras que contêm pigmentos de óleo como corantes de base apresentam uma vasta gama de suscetibilidade à radiação UV. Os elastómeros com os mesmos pigmentos de óleo como corantes de superfície concentrados demonstraram alterações de cor significativamente mais baixas após 1800 horas de exposição à radiação.

O autor concluiu que a adição de pigmentos à massa de elastómeros (intrínseca) provoca alterações de cor significativas devido à incompatibilidade química entre os pigmentos e o elastómero. Por outro lado, a incorporação dos mesmos pigmentos numa camada adesiva aplicada à superfície resulta numa redução significativa da alteração de cor.

Steven P. Haung et al. (1999) avaliaram o efeito dos agentes corantes nas propriedades físicas dos elastómeros maxilofaciais. Foram fabricados 5 espécimes em forma de haltere e 5 espécimes em forma de calças para cada uma das combinações de 3 elastómeros (Silastic medical adhesive type A, Silastic 4-4210, & Silicone A-2186) e 6 corantes (pigmentos secos de terra, flocagem de fibra de rayon, tintas a óleo de artistas, caulino, cosmético líquido e sem corantes). Foi preparado um total de 180 espécimes. A avaliação da dureza e da resistência ao rasgamento foi feita com espécimes em forma de calças e a avaliação da resistência à tração final e do alongamento percentual foi feita com espécimes em forma de halteres.

O autor concluiu que as propriedades físicas dos elastómeros maxilofaciais foram alteradas pela incorporação de agentes corantes. Os corantes líquidos (óleos de artistas e cosméticos líquidos) provocam uma diminuição da dureza e da resistência à tração, ao passo que os corantes secos (caulino, flocos de rayon) provocam uma diminuição da resistência à tração e um aumento da dureza.

Steven P. Haung et al. (1999) avaliaram a estabilidade da cor das combinações de elastómeros corantes normalmente utilizadas em resultado da exposição à intempérie.

Foram fabricados 15 espécimes para cada um dos 3 elásticos (Silastic tipo adesivo médico, silastic 4-4210 e silicone A-2186) e foram utilizados 6 corantes (pigmentos de terra seca, flocagem de fibra de rayon, tintas a óleo para artistas, caulino, cosmético líquido e sem corantes) para preparar 270 espécimes. Os 15 espécimes de cada combinação de cores de elastómero foram separados em 3 grupos de condições de teste (tempo de controlo, passagem do tempo e intemperismo natural) de 5 espécimes por grupo de condições de teste. Os espécimes de controlo foram avaliados no prazo de 1 mês após o fabrico. O grupo de passagem do tempo foi selado em recipientes de vidro e mantido no escuro durante 6 meses antes do ensaio. Os grupos de intemperismo foram colocados no telhado de uma escola de medicina dentária durante 6 meses e expostos à luz solar e ao intemperismo.

O autor concluiu que as alterações de cor, como resultado da meteorização, foram notadas em muitas das combinações de corante - elastómero. As alterações de cor não só ocorreram em espécimes coloridos, mas também em espécimes não coloridos ao longo do tempo com a exposição à intempérie. Clinicamente, a adição de corantes pode ter um efeito estabilizador na cor do elastómero quando este é exposto à intempérie.

J. H. Lai, J. S. Hodges (1999) compararam as propriedades físicas do A-2186 curado em moldes de aço inoxidável e moldes de pedra. O efeito dos aditivos e das condições de cura nas propriedades físicas também foi estudado. A dureza, a resistência à tração, o alongamento final e a resistência ao rasgamento do A-2186 curado em moldes dentários e de aço inoxidável e com ou sem aditivos (caulino e uma fibra) foram determinados pelo Durómetro shore A, extensómetro de alto alongamento. A força de ligação dos adesivos (Dow corning 355 medical adhesive, Hydrobond, Hollister medical adhesive, Dow Corning Silastic medial adhesive Silicone Type A) ao A-2186 foi determinada pelo teste de descasque.

Os resultados deste estudo mostram que a dureza, a resistência à tração e o alongamento final do A-2186 curado em moldes de aço inoxidável são significativamente mais elevados do que os curados em moldes de pedra. A adição de uma pequena quantidade de pigmento, caulino e fibra reduz a dureza, a resistência à tração, o alongamento final e a resistência ao rasgamento. Exceto no que diz respeito à ligação hidráulica, a resistência da ligação das colas ao A-2186 não foi significativamente afetada pelas condições de cura e pelos aditivos.

O autor concluiu finalmente que as propriedades físicas do A-2186 foram afectadas pelos aditivos e que a utilização de moldes de pedra para a cura degrada as propriedades mecânicas do A-2186. Assim, no fabrico de próteses clínicas, deve ter-se especial atenção para evitar a contaminação do A-2186 com impurezas que possam inibir a cura e produzir próteses inferiores.

Gregory L. Polyzois (1999) avaliou e comparou as propriedades mecânicas de 2 novos elastómeros protéticos de silicone de adição-vulcanização. Os materiais deste estudo são o Cosmesil e o Episil. As propriedades mecânicas avaliadas foram a resistência à tração, o módulo a 100% de alongamento na rutura, a resistência ao rasgamento e a dureza.

Os materiais foram misturados e processados utilizando moldes de pedra dentária num forno de calor seco. O Cosmesil foi aquecido durante 2 horas a 70° C e o Episil durante 1 hora a 60°C. Depois de o gesso ter endurecido, os frascos foram abertos e os padrões foram recuperados. As amostras devem estar isentas de irregularidades superficiais, rasgões ou cortes nos bordos e defeitos internos. Foi testado um total de 10 amostras para cada material e procedimento experimental. A resistência à tração e ao rasgamento, a percentagem de alongamento na rutura e o módulo de alongamento a 100% foram medidos com o medidor de testes Monsanto. A dureza foi medida com um durómetro shore A.

Os resultados deste estudo mostram que a resistência à tração do Episil foi 1,4 vezes superior à do Cosmesil e o módulo de elasticidade foi aproximadamente o dobro do Cosmesil. A dureza dos dois materiais seguiu o mesmo padrão.

O autor concluiu que os materiais avaliados neste estudo tinham propriedades médicas razoáveis para utilização como elastómeros de próteses faciais. Nenhum material foi superior em todas as propriedades avaliadas. O silicone de adição Episil e Cosmesil podem ser utilizados em conjunto, permitindo próteses mais vivas e proporcionando melhores cuidados aos doentes.

Anna Karin Hulter strom et al. (1999), investigaram a influência de certas variáveis definidas na cor e opacidade de elastómeros de silicone para próteses maxilofaciais. Neste estudo, foram utilizados três elastómeros de condensação: Cosmesil, Cosmesil de alta conformidade, R & S 330 T-RTV. Cinco elastómeros de adição utilizados são MDX 44210, Wacker RTV -ME 625, A-2186, LSR 30-10:1, SEN 240. Vinte espécimes de cada material foram processados de acordo com as instruções do fabricante. Os espécimes circulares de 40 mm de diâmetro e 3 mm de espessura foram feitos em moldes de pedra. Os espécimes foram divididos aleatoriamente em 4 grupos com 5 espécimes em cada grupo. O Grupo A funciona como controlo (ambiente escuro e seco). Grupo B- Envelhecido artificialmente em ambiente seco a 36°±1°C, Grupo C- Envelhecido artificialmente em ambiente húmido a 26°±2°C, Grupo D- Escuro, ambiente húmido de água destilada a 37±1° C. Cada espécime foi testado às 24, 96, 168, 336, 504, 840, 1176 e 1512 horas. As alterações no aspeto foram medidas com um espetrofotómetro.

O resultado do estudo mostra que os polímeros do tipo de condensação exibiram um aumento da opacidade no ambiente adquirido, enquanto o tipo de adição mostrou as menores alterações de cor. Os elastómeros do tipo de adição tinham geralmente tipos de condensação com elevado teor de carga. O polímero do tipo de condensação ofereceu melhores possibilidades de coloração intrínseca da prótese devido à sua elevada viscosidade.

O autor concluiu que os polímeros do tipo de adição apresentaram as menores alterações de cor, enquanto o polímero do tipo de condensação apresentou uma opacidade inferior. Para além das alterações de cor e opacidade do elastómero, devem ser considerados vários outros factores antes de selecionar um material adequado para uma prótese maxilofacial individual.

Gregory L. Polyzois et al. (2000) avaliaram as propriedades físicas do elastómero protésico de silicone armazenado em secreções cutâneas simuladas (sebo e suor). As propriedades físicas avaliadas para o elastómero de silicone Episil foram a resistência à tração, o módulo de elasticidade, o alongamento, a resistência ao rasgamento, a dureza, o peso e a mudança de cor. Os espécimes feitos de elastómero de silicone Episil foram preparados e imersos em transpiração alcalina ou ácida simulada e sebo durante 6 meses. Foram efectuados testes de tração e de rutura utilizando a máquina de testes Monsanto. O teste de dureza foi determinado com o durómetro Shore A. As alterações de cor foram determinadas utilizando um colorímetro Tristimulus.

Os resultados deste estudo mostraram uma melhoria das propriedades mecânicas dos espécimes imersos em reação de transpiração ácida, o que pode ser devido à propagação da reação de ligação cruzada durante o envelhecimento das amostras de silicone. Foi observado algum aumento de peso para as amostras imersas em solução aquosa, enquanto que para as imersas em sebo foi registada uma perda de peso significativa (devido à extração de alguns compostos). As alterações de cor são maiores para as amostras imersas em solução aquosa, enquanto o sebo tem menos efeito na estabilidade da cor.

O autor concluiu que o envelhecimento acelerado de espécimes de silicone em transpiração estimulada e sebo mostrou um efeito mínimo nas propriedades físico-mecânicas, mas um efeito visualmente percetível na cor.

Jon E. Dahl et al. (2000), avaliaram o potencial irritativo de adesivos protéticos faciais utilizando uma técnica invitro para a deteção de químicos irritantes para os olhos. Foram avaliadas dez colas através do método da membrana coriótica do teste do ovo de galinha. Os adesivos foram aplicados na membrana cório-alantóica de ovos de galinha fertilizados e a membrana foi examinada por um fotomacroscópio para detetar lesões nos vasos sanguíneos. A pontuação média de irritação foi calculada a partir dos tempos registados para a quantidade de hemorragia, lise e coagulação. Os produtos foram classificados como não irritantes ou irritantes ligeiros, moderados e fortes, com base nas pontuações de irritação.

O resultado do estudo mostra que a lesão predominante da membrana foi a coagulação dos vasos sanguíneos. A toxicidade de um produto depende dos seus constituintes e da sua concentração. Quatro produtos foram classificados como fortemente irritantes, um como moderado e os restantes cinco como ligeiros ou não irritantes.

O autor concluiu que foram produzidas reacções graves a produtos contendo acetato de etilo ou tricloroetano.

Gregory L. Polyzois et al. (2002) avaliaram a resistência da ligação interfacial entre diferentes tipos de elastómeros faciais de silicone e resinas de dentadura. Os materiais faciais estudados foram o Cosmesil (condensação) e o Ideal (adição), enquanto o SR 3/60, o SR 3/60 Quick e o Traid foram incluídos no grupo das resinas de prótese. As amostras de teste foram preparadas através do processamento das resinas de prótese na metade inferior do molde. Os espécimes de resina foram acabados com papel SiC de grão 80, desengordurados com acetona duas vezes e deixados a secar durante 15 minutos. Foram pintadas duas camadas finas de primário e deixadas a secar durante 2 horas. Os elastómeros de silicone foram misturados e colocados na metade superior do molde de pedra sem reter o ar. Os frascos foram fechados e os espécimes foram polimerizados durante 24 horas à temperatura ambiente. Os espécimes foram cortados e testados utilizando a máquina de testes Monsanto a uma velocidade de 50 mm/min.

O autor concluiu que o Cosmesil tinha uma maior resistência de união com as resinas SR 3/60, SR 3/60 Quick e Traid em comparação com a Ideal.

Karayazgan B et al. (2003), num relatório clínico, descreve a utilização de tule para aumentar a resistência ao rasgamento de uma prótese facial. Ao incorporar o tule, a margem de uma prótese pode ser mais estável, mais resistente ao rasgamento e menos suscetível de se deformar durante a aplicação e remoção de adesivos, cosméticos e agentes de limpeza.

Ngoc H Tran (2004) avaliou a estabilidade da cor quando um absorvente de luz ultravioleta e um estabilizador de luz de amina impedida foram misturados no elastómero maxilofacial contendo pigmentos orgânicos ou inorgânicos. Os materiais utilizados foram um elastómero de silicone RTV, 1 pigmento inorgânico natural de terra seca (terra de siena queimada) e 2 pigmentos orgânicos sintetizados (amarelo hansa e vermelho alizarina), absorvente de luz ultravioleta (UVA) e estabilizador de luz de amina impedida (HALS). Os espécimes foram fabricados num molde personalizado, distribuídos aleatoriamente e expostos a locais de intempérie em Miami e Phoenix durante aproximadamente 3 meses. Oito grupos de teste (2 de cada 4 tipos de materiais com ou sem aditivos) de 10 espécimes cada foram atribuídos a cada local. As leituras foram obtidas antes e depois da meteorização com um espectrocolorímetro. Os elastómeros não pigmentados serviram de controlo.

Concluiu-se que nos grupos de espécimes com os aditivos (UVA e HALS), a alteração de cor diminuiu significativamente no siena queimado e no amarelo hansa em Phoenix e no controlo e no amarelo hansa em Miami. Os aditivos não afectaram a alteração de cor no grupo do vermelho de alizarina.

Sudarat Kiat- amnuay et al. (2004) investigaram o efeito de camadas adesivas simples e múltiplas de 2 adesivos na retenção de tiras de elastómero de silicone maxilofacial aderidas à pele de antebraços humanos, utilizando um teste de descolagem.

Oito tiras de borracha de silicone Silastic adhesive A/MDX4-4210 foram aplicadas numa ordem aleatória pré-determinada nos antebraços ventrais esquerdo e direito de 30 indivíduos humanos aprovados pelo IRB. Foi aplicado um penso protetor de preparação da pele. O Secure[2] medical Adhesive (SMA) e o adesivo Epithane-3 (E3) foram utilizados isoladamente ou como sanduíches SMA/E3 ou E3/SMA (da pele à prótese) para aderir as tiras. As tiras foram descoladas 6 horas depois numa máquina de testes universal.

Os resultados deste estudo indicam que, após a aplicação do penso protetor de preparação da pele, a adesão da pele melhora quando se combina o adesivo: Secure[2] medical Adhesive (SMA) para a pele e Epithane-3 (E3) para a prótese de silicone. A adesão foi maior com esta combinação do que quando se utilizou apenas um dos adesivos ou com a combinação oposta (SMA contra a prótese de silicone e E3 contra a pele)

Sudarat Kiat- amnuay et al. (2006) mediram as interações de pigmentos de óleo mais opacificadores de terra seca a 5%, 10% e 15% por volume na estabilização da cor de elastómeros de silicone MDX4-4210/tipo A antes e depois do envelhecimento artificial.

Na primeira parte do estudo, cada um dos 5 opacificadores (pó de caulino da Geórgia neutro, pó de caulino calcinado, branco Artskin, pigmento seco branco de titânio (Ti) ou cor de óleo de artistas branco de Ti) em concentrações de 10% foram combinados com cada um dos 5 tipos de pigmento de óleo (sem pigmento, vermelho de cádmio-bário profundo, amarelo orquídea, terra de Siena queimada ou uma mistura de 3 pigmentos), para um total de 25 grupos experimentais de elastómeros.

Na segunda parte do estudo, foram criados 50 grupos experimentais de elastómeros, combinando 1 de 5 opacificadores em concentrações de 5% e 15% com 1 de 5 pigmentos de óleo, como na parte 1. Foram testados cinco exemplares de cada elastómero, num total de 375 exemplares. Em cada parte do estudo, todos os espécimes foram envelhecidos numa câmara de envelhecimento artificial.

Concluiu-se que, em todas as 3 concentrações, os pigmentos de óleo misturados com opacificadores ajudaram a proteger o elastómero de silicone MDX4-4210/tipo A da degradação da cor ao longo do tempo. O pigmento seco Ti white permaneceu o mais estável em termos de cor ao longo do tempo, seguido dos pigmentos misturados com caulino em pó calcinado, Georgia Kaolin, Artskin white e Ti white artists oil color.

HISTÓRIA

A prótese dentária teve uma evolução muito interessante até ao seu estado de desenvolvimento atual. As primeiras peças faciais artificiais documentadas foram os olhos, encontrados em múmias egípcias, que eram feitos de prata, ouro, bronze e frequentemente revestidos com porcelana organicamente pigmentada, representando a esclerótica e a íris.

Olhos de marfim, de rocha e de cristal de quartzo foram encontrados na civilização egípcia, chinesa e até na civilização antiga, muitas vezes em conjunto com pérolas ou pedras preciosas para decoração. Sabe-se também que estas civilizações criaram próteses de nariz e orelhas a partir de ceras, resinas naturais e metais disponíveis.

Muito pouco se sabia sobre as suas aplicações humanas antes do século XVth .

O cirurgião francês Ambriose pare (1510-1590) parece ter sido o primeiro a descrever o fabrico de uma prótese nasal em prata, fixada com cordas e adornada com bigode. Descreveu também o fabrico de próteses de papel e couro, fixadas com um clipe.

Tycho Brahe, (1546-1601), um conhecido astrónomo dinamarquês, utilizou um nariz artificial feito de ouro e prata para substituir o seu próprio nariz, perdido num duelo.

O primeiro olho artificial feito para ser utilizado por seres humanos vivos foi criado a partir de vidro soprado em Veneza, por volta de 1579. Os olhos de vidro foram populares e utilizados até ao desenvolvimento dos acrílicos na década de 1940.

Antes da era de Ambroise Pare, Peritonius é provavelmente a fonte mais fiável de informações que descrevem a utilização de madeira de algodão, carvalho ou cera para o enchimento de defeitos palatais adquiridos para obturação.

Ambroise Pare, em 16th século, criou a consciência da utilização de próteses e declarou a sua preferência, em vez de cirurgia, pela reabilitação de rostos deficientes e desfigurados.

thFoi no século XVIII que se registou um desenvolvimento significativo na conceção e fabrico de próteses intra-orais. A esponja ou o metal, fixados à maneira de um botão de punho, permaneceram como protótipo durante muitos anos após 1540.

A época de Fauchard, considerada como o início da medicina dentária moderna, descreveu uma prótese mais avançada (normalmente obturadora).

Em 1957, Bourdet sugeriu que ligaduras de seda ligadas a dentes naturais poderiam ser utilizadas para suportar uma folha de metal menos volumosa para obturar a pequena perfuração do palato duro de uma forma menos destrutiva.

Em 1820, Delabarre concebeu um obturador de chapa metálica (placa) ligado por um fio a uma banda metálica nos dentes como retentores. É-lhe atribuída a conceção e o fabrico do primeiro velum artificial.

Em 1823, Snell fabricou um obturador de placa de ouro. As próteses deste período foram concebidas principalmente para melhorar a fala e não a mastigação ou a aparência estética.

O desenvolvimento da borracha vulcanite por Goodyear em 1855 resultou num design velar melhorado. As próteses eram fabricadas num molde de madeira.

Foi atribuída a William Morton (1819-1868) a fabricação de uma prótese nasal utilizando porcelana esmaltada para combinar com a tez do paciente.

Em 1867, Surenson propôs um novo conceito para o desenho do obturador, uma extensão posterior da base da prótese em forma de laço de arame, em torno da qual a guta-percha poderia ser moldada na boca através do corte muscular.

O Dr. F.C.R. Tetamore, em 1894, utilizou um material plástico macio (nitrato de celulose) para a construção de um nariz para um médico.

[th]No final do século XIX, a borracha vulcanite foi amplamente utilizada nas próteses dentárias e adoptada para utilização em próteses faciais.

A Upharm descreveu o fabrico de próteses nasais e auriculares em borracha vulcanite.

Em 1905, Ottofy, Bard & Baker, relataram o uso de borracha vulcanizada preta como base para uma prótese nasal. A rigidez da borracha vulcanizada apresentava um problema quando adaptada à pele facial.

Em 1913, a gelatina e a glicerina foram introduzidas para utilização em próteses faciais, de modo a imitar a suavidade e a flexibilidade da pele humana. Mas a principal desvantagem é que a vida útil do composto de glicerina era demasiado curta para uma aplicação clínica prática.

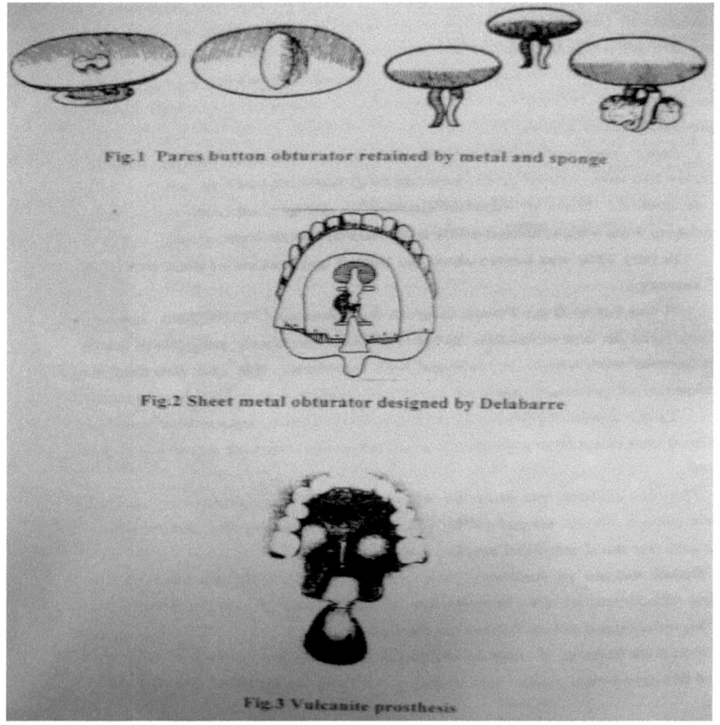
Fig.1 Pares button obturator retained by metal and sponge

Fig.2 Sheet metal obturator designed by Delabarre

Fig.3 Vulcanite prosthesis

Um médico alemão, Hans Pichler (1929), discutiu a utilização de próteses de vulcanite colocadas aquando da ressecção maxilar. Embora a vulcanite fosse um material relativamente estável e mais fácil de trabalhar do que os metais ou a cerâmica, carecia de boas qualidades higiénicas e estéticas porque não podia ser satisfatoriamente colorida intrínseca ou extrinsecamente.

Em 1942, Bulbian introduziu a utilização de látex pré-vulcanizado para a restauração de próteses faciais maleáveis, que supera a rigidez da borracha vulcanizada. No entanto, as principais desvantagens são o facto de o material de látex não ser durável e não ter uma cor permanente.

Desde a Segunda Guerra Mundial, têm sido realizadas periodicamente investigações intensivas para desenvolver um material flexível mais ideal para restaurações faciais, que possa ser manipulado e processado com equipamento normal encontrado num consultório dentário.

Pouco antes da Segunda Guerra Mundial, foi desenvolvida a resina de metacrilato de metilo, que rapidamente substituiu a vulcanite como principal material de base de prótese devido às suas melhores qualidades estéticas e facilidade de manipulação. Este material também foi utilizado para próteses faciais devido à sua translucidez e capacidade de coloração. No entanto, tinha várias desvantagens, como a dificuldade de duplicação da prótese, a coloração extrínseca, as margens eram afiadas e podiam irritar os tecidos moles e móveis.

Em 1953, a Academia Americana de Prótese Maxilofacial reconheceu esta área como subespecialidade da disciplina clínica de prótese dentária.

DEFINIÇÕES

Próteses maxilofaciais:

O ramo da prótese dentária que se ocupa da restauração e/ou substituição das estruturas estomatognáticas e craniofaciais por próteses que podem ou não ser removidas numa base regular ou electiva.

Adesivo para próteses maxilofaciais:

Material utilizado para aderir próteses externas à pele e estruturas associadas em torno da periferia de um defeito anatómico externo.

OBJECTIVOS DAS PRÓTESES MAXILO-FACIAIS

1. Restauração da estética ou da aparência cosmética do paciente.

A restauração da estética no paciente com defeitos grosseiros da face e da cabeça é um serviço valioso e frequentemente dramático prestado pelo protésico maxilo-facial.

2. Restauração da função.

Os pacientes demonstraram mudanças marcantes na atitude ou personalidade após procedimentos restauradores comparativamente menores, destinados a melhorar a fala, a mastigação, a deglutição ou a aparência.

A restauração da estética e/ou da função melhora notavelmente a atitude do paciente e a sua motivação para levar uma vida normal e produtiva.

3. Proteção dos tecidos.

Em algumas situações, o dispositivo protésico pode ser concebido apenas para proteger o tecido adjacente, como no caso do escudo protetor contra radiações ou de vários implantes cranianos ou stents para enxertos de pele.

4. Efeito terapêutico ou curativo.

As próteses maxilo-faciais podem mesmo ser concebidas essencialmente como dispositivos terapêuticos ou curativos, como os porta-agulhas de rádio, os stents e as talas que são utilizados durante a terapia ou no pós-operatório imediato.

5. Terapia psicológica.

As melhorias na estética e na função não são apenas essenciais para o bem-estar físico do paciente, mas também contribuem para a sua atitude mental.

PROPRIEDADES IDEAIS DOS MATERIAIS PROTÉTICOS MAXILOFACIAIS

Propriedades físicas e mecânicas ideais

a. Elevada resistência dos bordos.

b. Elevada resistência ao rasgamento.

c. Elevada resistência à tração.

d. Elevada resistência à abrasão.

e. Elevado alongamento.

f Baixo coeficiente de atrito.

g. Baixa temperatura de transição vítrea.

h. Baixa tensão superficial.

i. Baixa condutividade térmica

j. Baixa gravidade específica

k. Sem cheiro

l. Translúcido.

m. Flexível.

Caraterísticas ideais de processamento

Ajustabilidade

Quimicamente inerte após o processamento

Dimensionalmente estável durante e após o processamento.

Facilidade de coloração intrínseca e extrínseca com cores disponíveis no mercado.

Facilidade de processamento.

Longa vida útil.

Baixa temperatura de processamento.

Componentes não tóxicos.

Não poroso após o processamento.

Não há alteração de cor após o processamento.

Moldes reutilizáveis.

Tempo de processamento curto.

Propriedades biológicas ideais

Compatível com tecidos de suporte.

Não alérgico e não tóxico.

Facilidade de limpeza sem perda de pormenores na margem ou na superfície.

Estabilidade da cor.

Dimensionalmente estável.

Flexibilidade comparável à dos tecidos.

Barato.

Resistência à descoloração ambiental.

A suavidade mantém-se durante a utilização.

Vida útil de 2 ou mais anos.

MATERIAIS UTILIZADOS PARA PRÓTESES MAXILOFACIAIS

Estão disponíveis vários materiais para o fabrico de uma substituição protética maxilofacial bem sucedida. Estes incluem:

MATERIAIS DE RECONSTRUÇÃO PROTÉTICA

A) Materiais de impressão

- Hidrocolóide reversível
- Hidrocolóide irreversível
- Materiais de vulcanização à temperatura ambiente
- Gesso de Paris

B) Materiais de modelação

- Barro de modelação (barro de escultor)
- Gesso
- Plastolene
- Ceras

C) Materiais de fabrico

- Resinas acrílicas
- Copolímeros acrílicos (palamed, polyderm)
- Policloreto de vinilo e copolímeros (Realistic, Mediplast, protótipo III)
- Polietileno clorado
- Elastómeros de poliuretano (epitano)
- Látex
- Elastómeros de silicone

Silicones HTV

- Silastic 370, 372, 373, 4-4514, 4-4515,
- PDM de silicone.
- Q7-4635, Q7-4650, Q7-4735, SE-4524U.

Silicones RTV

- Silástico 382, 399
- MDX 4-4210
- Silastic 891

- Cosmesil
- A-2186

- Silicones espumantes
  - Silastic 386
  - Sifenilenos

- Novos materiais
  - Co-polímeros de blocos de silicone
  - Polifosfazonas.

MATERIAIS DE RECONSTRUÇÃO CIRÚRGICA

IMPLANTES ALOPLÁSTICOS

- Metais

Tântalo

Titânio

Aço inoxidável

- Metacrilato de metilo autopolimerizável
- Polimerização a quente do metacrilato de metilo
- Polietileno.
- Silicone.

Considerações gerais sobre a seleção de materiais

O fabrico de próteses maxilofaciais apresenta vários problemas difíceis, tais como os envolvidos na obtenção de impressões e na construção de moldes para as tonalidades complexas encontradas nas restaurações faciais. Além disso, a variabilidade de tons e sombras, a ilusão de profundidade e os diferentes graus de translucidez presentes na pele humana exigem que o protésico desenvolva uma técnica especial de coloração e colonização da prótese para obter efeitos realistas. Além disso, a gama de propriedades mecânicas e o grau de permanência desejado nos materiais representam um desafio para o cientista do material. Além disso, o material tem de ser capaz de aderir de forma segura e confortável e de apresentar uma linha fina de contacto marginal.

A) MATERIAIS DE IMPRESSÃO

Idealmente, os materiais de impressão devem ser capazes de reproduzir pormenores finos, ser inerentemente fortes, fáceis de manipular, fáceis de obter e comparativamente baratos.

Hidrocolóide **reversível-**

a) Vantagens

1. Reproduz pormenores finos - regista os cortes inferiores
2. Fácil de manipular.
3. Fácil de obter.
4. Comparativamente económico.
5. Facilmente aplicado no doente na posição vertical, eliminando assim o efeito de alisamento da pele quando a impressão é efectuada com o doente na posição reclinada.

b) Desvantagens

1. Requer um suporte rígido para uma resistência suficiente.
2. Fragilidade em zonas de subcortes finos.
3. Requer quase duas horas de preparação antes de efetuar a impressão.
4. Necessita de um intermediário para se ligar ao material de suporte.

Hidrocolóide **Irreversível-**

a) Vantagens

1. Reproduz pormenores finos - regista os cortes inferiores.
2. Fácil de manipular.
3. Fácil de obter.
4. Comparativamente económico.

b) Desvantagens

1. Requer suporte para resistência.
2. Fragilidade em zonas de subcortes finos.
3. Coloca-se lentamente no rácio de consistência necessário (1 ½ para 1)
4. Necessita de um muro de contenção para manter o material de impressão na área pretendida.
5. Possibilidade de bolhas, obrigando a refilmagens.

Materiais **de vulcanização à temperatura ambiente**

a) Vantagens

1. Obtenção de detalhes finos
2. Força inerente
3. Fácil de obter

b) Desvantagens

1. Precisa de apoio.
2. Dificuldade em regular o tempo de regulação.
3. Muros de contenção necessários para o confinamento do material.
4. Custo elevado.

Gesso de Paris

a) Vantagens

1. É possível obter pormenores finos.
2. Força inerente.
3. Fácil de manipular.
4. Fácil de obter.
5. Baixo custo.

b) Desvantagens

1. Não é possível reproduzir cortes inferiores sem fratura.
2. A reação exotérmica de endurecimento do material causa desconforto na membrana mucosa exposta
3. Necessita de um meio de separação para evitar a aderência da impressão ao modelo.

B) MATERIAIS DE MODELAÇÃO

Os materiais utilizados para a modelação devem ser maleáveis para facilitar a realização de ajustamentos grosseiros aos contornos.

O material deve ter corpo e resistência suficientes para permitir esculpir uma borda de pena e, no entanto, ser capaz de suportar um ligeiro abuso.

Deverá ser possível esculpir uma textura neste material que será transmitida ao molde acabado.

Quanto mais a cor do material se aproximar do tom de pele, menor será a distorção visual.

Argila de modelação (argila de escultor) -

Argila à base de água que, quando deixada a secar, se torna numa substância dura, semelhante a uma pedra.

a) Vantagens:

1. A consistência pode ser ajustada adicionando água.
2. Presta-se à escultura grosseira de planos amplos.

3. Aceita bem a textura.
4. Pode ser emplumado na extremidade.
5. Barato.
6. Prontamente disponível.

b) Desvantagens:

1. Deve ser mantida sempre húmida. Se secar, tende a rachar e a descamar.
2. Se a modelagem tiver de ser deixada de lado durante algum tempo, o pano utilizado para a manter húmida tende a apagar a textura mais fina que foi incorporada na modelagem.
3. A sua cor é cinzenta e a diferença de cor provoca distorção visual.

Gesso:

a) Vantagens:

1. Prontamente disponível.
2. Barato.
3. Fácil e rapidamente preparado para utilização.
4. Pode ser modelado ou moldado no seu estado plástico.

b) Desvantagens:

1. Falta de elasticidade.
2. Não pode ser utilizado em cortes inferiores.
3. Tempo de presa relativamente curto.
4. Tem tendência a descamar à superfície.
5. A adição de material para construir o contorno é difícil.

Plastolene:

Argila de modelação preparada à base de óleo ou terra de Fuller à base de óleo.

a) Vantagens:

1. Sempre pronto a ser utilizado.
2. Requer relativamente poucos cuidados.
3. É capaz de pegar e manter uma ponta de pena.
4. Facilmente maleável.
5. Aceita bem a textura.
6. Resiste bem a pequenos abusos.

b) Desvantagens:

1. A cor não combina com a pele.

2. Um pouco mais caro do que o barro de escultor.
3. A base de óleo pode infiltrar-se no modelo de pedra e afetar o produto acabado.

Ceras:

a) Vantagens:

1. A cor é semelhante ao tom de pele.
2. Prontamente disponível.
3. Custo nominal.
4. Resiste aos maus tratos.
5. Pega e mantém uma ponta de pena.
6. Aceita bem a textura.

b) Desvantagens:

1. O modelo deve ser talhado e não esculpido.
2. A base de óleo pode infiltrar-se no modelo de pedra e afetar o produto acabado.
3. Fragilizado quando arrefecido.

Cera do Undertaker-

Também tem sido utilizada como cera de modelação. As propriedades são basicamente as mesmas que as da cera dentária padrão, com exceção de duas caraterísticas

1. devido ao seu baixo ponto de fusão, o calor do corpo permite-lhe tornar-se maleável, podendo então ser modelado muito facilmente com os dedos e as mãos
2. A cor é boa em relação ao tecido cutâneo.

C) MATERIAIS DE FABRICO

RESINAS ARÍLICAS

As resinas acrílicas de metacrilato de metilo ou polimetilo, mais frequentemente utilizadas para a base de dentaduras, tornaram-se populares para próteses faciais pouco depois da Segunda Guerra Mundial. Estes materiais, devido à sua rigidez, podem ser utilizados com êxito em tipos específicos de defeitos faciais, em que ocorre pouco movimento no leito tecidular durante a função.

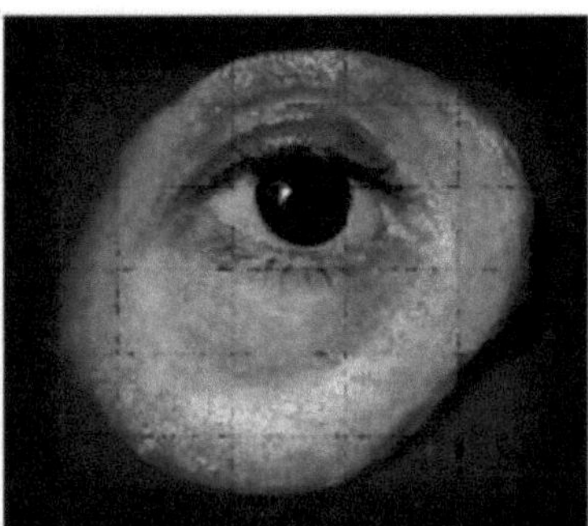

Fig. 4: Prótese ocular em resina crílica

O material está facilmente disponível e a maioria dos dentistas está familiarizada com as propriedades físicas e químicas e com as técnicas de processamento.

Pode ser efectuada uma coloração intrínseca e extrínseca. A coloração extrínseca é facilmente realizada com tintas de base acrílica utilizando clorofórmio ou monómero como solvente. É compatível com a maioria dos sistemas adesivos e é facilmente limpo de adesivo ou detritos. O metacrilato de metilo de polimerização a quente é preferível à forma de autopolimerização devido à presença de aminas terciárias tóxicas livres nesta última. A estabilidade da cor quando exposta à luz U.V. é melhor no metacrilato de metilo de polimerização a quente.

As próteses faciais feitas com este material podem ser utilizadas até 2 anos, mas requerem uma repintura ocasional da superfície. Com o envelhecimento, a prótese torna-se brilhante e, ocasionalmente, nota-se a formação de fissuras. A sua vida útil pode ser prolongada se a prótese processada tiver uma superfície bem estriada.

A rigidez é a principal desvantagem deste material. A sua utilidade é comprometida em leitos de tecido altamente móveis, levando a desconforto local e exposição das margens. Pode causar desconforto em climas frios devido à elevada condutividade térmica. A duplicação da prótese não é possível devido à destruição do molde durante a remoção do aparelho de frasco.

Este material é particularmente adequado para restaurações faciais temporárias, mas muitos clínicos preferem-no como um material permanente porque é durável, estável em termos de cor e cosmético.

A prótese pode ser facilmente recoberta com um condicionador de tecidos ou um recobridor de próteses temporárias e pode ser rápida e facilmente processada.

COPOLÍMEROS ACRÍLICOS: (PALAMED, POLYDERM)

Estes são de ácido acrílico e metacrílico. Os ésteres no estado monomérico estão na forma líquida e são convertidos na forma polimérica durante o processamento.

Palamed está disponível em embalagens de laboratório e contém pó de base, concentrados de corantes e líquido solvente para a caraterização da prótese acabada.

Estes materiais estão disponíveis em três tonalidades básicas de cor de pele - pálida, média e escura.

Palamed tem uma ligação química ao acrílico duro. Isto permite que as secções da prótese tenham estruturas de suporte de acrílico duro.

Este material produz uma pele macia e resiliente com uma massa central esponjosa que resulta numa prótese semelhante à pele e leve. A proporção recomendada de líquido para pó é de 1,5:1 ou 1,8:1. Para obter resultados satisfatórios, a pesagem do material é essencial.

O metacrilato de metilo pode ser combinado com plastificantes para produzir um material de revestimento macio para próteses orais amovíveis. Estes materiais são fracos e mudam de um material flexível para um material duro num curto espaço de tempo, o que limita a utilização de material de resina de metacrilato plastificado formulado para próteses externas.

Esta resina de metacrilato de metilo plastificada foi formulada com um agente espumante. Como resultado do calor ou de um químico iniciador, o agente espumante liberta gás que é incorporado no material à medida que este cura. O produto resultante é esponjoso com pele sólida sempre que o material entra em contacto com a superfície do molde. O tamanho dos poros varia consoante a espessura da secção transversal do molde e a quantidade de material colocado no molde.

Vantagens:

1. Macio e elástico
2. A prótese final é leve.
3. Estética.

Desvantagens

1. Apresenta uma fraca resistência dos bordos.

2. Fraca durabilidade
3. Sujeito a degradação quando exposto à luz solar.
4. A transformação e a coloração são difíceis.
5. A prótese terminada é frequentemente pegajosa, predispondo à acumulação de pó e a manchas.
6. Rigidez com a idade devido à migração do plastificante.
7. Esperança de vida insuficiente.

Técnica laboratorial:

A prótese de cera esculpida é fervida e deixada arrefecer. O material de molde utilizado é o gesso de Paris ou o molde de pedra. A superfície de gesso do molde é revestida com um meio de separação. A tonalidade básica da pele é selecionada, utilizando uma combinação de discos de tonalidade no cartão de tonalidade. Os concentrados de cor também devem ser selecionados para misturar o tom de pele.

Coloca-se o pó pesado da tonalidade selecionada num recipiente de mistura e adiciona-se a medida correta de líquido e mistura-se durante 2 minutos. O Palamed tem uma consistência pegajosa após a mistura inicial e torna-se esponjoso depois de misturado e está pronto para ser embalado.

Para que o material assuma um centro esponjoso e uma pele exterior, tem de se expandir. Para permitir isso, o molde é embalado em apenas 90% do seu volume. Não é necessário um fecho experimental. Depois de embalar o material, o frasco é colocado num grampo de mola e deixado a ferver durante 2-3 horas, de acordo com a espessura da prótese.

O frasco é aberto depois de arrefecer e a prótese é retirada do frasco. Deve ter-se o cuidado de evitar danos durante a abertura do frasco. Em seguida, o frasco é imerso em água quente (45 graus C) durante 10 minutos. O material torna-se flexível e a prótese da massa de gesso é facilmente removida. Logo que é retirada, a prótese é colocada em água fria, aparada e polida. O brilho da superfície é conferido pelo processo de acabamento e pode ser reduzido através da aplicação de pó.

Caracterização:

Ao utilizar as tintas Palamed feitas em suspensão de 1% de acetona, uma pelota de algodão embebida em clorofórmio pode ser usada para erradicar erros cometidos durante a caraterização. A estabilidade da cor da Palamed pode ser melhorada consideravelmente com a adição de 0,5% de "Tinuvin P", um absorvente de luz ultra-violeta para material polimérico que protege o substrato do amarelecimento e protege os compostos corantes. O "Tinuvin P" pode ser incorporado no polímero ou na suspensão de acetona utilizada para colorir a prótese acabada.

Os doentes que trabalham em contacto com a sujidade e o pó são maus candidatos a próteses. A superfície dos materiais expandidos e plastificados apresenta espaços vazios semelhantes a poros, que têm mais afinidade com a sujidade. A utilização de palamed não expansível (palamed B) resultou numa melhoria em alguns casos.

O aumento da resiliência da prótese apresenta dificuldades em manter a estabilidade da forma. Para ultrapassar este problema, as secções finas podem ser laminadas pressionando palamed numa malha de nylon, utilizando duas placas de vidro separadas por folhas de polietileno. Esta técnica é útil para reforçar as margens da prótese.

Antonucci e Stansbury relataram o desenvolvimento de uma nova geração de monómeros, oligómeros e macrômeros acrílicos. Referiram que estes materiais podiam ser polimerizados facilmente utilizando diferentes métodos de polimerização: Térmicos, químicos, fotoiniciados ou mesmo iniciadores de cura dupla. A sua abordagem consiste em incorporar polímeros acrílicos de elevado peso molecular (hidrocarboneto, fluorocarbono, poliuretano e siloxano) que podem eliminar as deficiências dos copolímeros acrílicos tradicionais e satisfazer os requisitos de uma prótese maxilofacial. No entanto, os resultados dos testes laboratoriais e clínicos de potenciais polímeros ainda não foram publicados.

PLASTISTASOLS DE VINIL: (Realistic e Mediplast)

A primeira resina de vinil, de acordo com Clarke, foi produzida em 1833, mas só em 1929, Ivan. Ostromislensky produziu a resina plastificada de cloreto de polivinilo.

O primeiro PVC produzido especificamente para uso protético foram as resinas plastificadas com enchimento ligeiro introduzidas pela Vernon Ben shoff Co. em 1943. Este material pode proporcionar uma substituição muito estética e fácil da estrutura facial e, atualmente, é o material mais amplamente aceite no campo da prótese facial e estomatognática.

As formas mais antigas consistiam numa combinação de polímero de vinilo e copolímeros de cloreto de vinilo e acetato de vinilo. A quantidade de acetato de vinilo no polímero varia entre 5-20% Proporciona flexibilidade mas é menos resistente quimicamente. Quando o polímero de acetato de vinilo é copolimerizado, resultam muitas resinas de copolímero úteis.

As resinas de vinil são substâncias rígidas, inodoras e transparentes, que podem ser amolecidas através de uma gama de estados de flexibilidade, dependendo da quantidade de plastificante utilizado. A reação com o plastificante é mais física do que química e o amaciador tende a migrar através da resina durante a vida útil da prótese.

A maioria das técnicas de fabricação de próteses de vinil utiliza moldes metalizados em epóxi ou linotipia, uma vez que as temperaturas de cura estão em torno de 200° C. As vantagens do uso do molde metálico são a fabricação de numerosas peças fundidas. As principais desvantagens são o tempo de fabricação e a dificuldade de alteração quando ocorrem mudanças no defeito clínico. A resina não curada pode ser pintada no molde e colorida intrinsecamente. A cor externa pode ser aplicada com corantes à base de óleo. A expetativa de vida da prótese de policloreto de vinilo pode variar de 3 meses a 1 ano, dependendo do uso e da exposição

Vantagens:

a) Flexível
b) Aparência inicial aceitável
c) Adaptável à coloração intrínseca e extrínseca

Desvantagens:

a) A perda de plastificante durante a vida útil da prótese resulta na descoloração e no endurecimento da prótese nas margens.
b) Fraca estabilidade dimensional.
c) Mancha e degrada-se facilmente quando exposto à luz U.V.
d) Requer moldes metálicos para a cura a alta temperatura.
e) Não tem uma translucidez realista e tende a absorver os cosméticos sebáceos e os solventes.
f) Curta esperança de vida da prótese, 3 a 6 meses.
g) As extremidades rasgam-se facilmente se forem finas e podem exigir um reforço com tecido de nylon.

Recentemente, foi feito um esforço considerável para encontrar um plastificante que se ligasse quimicamente a uma molécula de vinil e impedisse a migração típica, tal como referido por D.wright J.Castlberry. Mas atualmente, mesmo a melhor prótese de vinil tem uma vida útil muito curta.

Koran et al. investigaram o efeito de várias temperaturas de processamento nas propriedades mecânicas e na cor de um elastómero de PVC. Os resultados deste estudo mostraram que a temperatura de processamento desempenha um papel importante na determinação do comportamento mecânico global e das caraterísticas de cor do elastómero. As propriedades mecânicas do PVC processado acima de 170° não sofreram alterações significativas, mas foram descoloridas devido à exsudação do plastificante e à decomposição por degradação térmica oxidativa.

Estão a ser feitos esforços para melhorar o PVC, limitando a quantidade de plastificante, na esperança de minimizar a migração e a perda na margem da prótese. Com estas alterações, o tempo de vida da prótese de PVC, tal como referido por Castleberry, foi alargado para 9-11 meses.

POLIETILENO CLORADO:

Os polímeros de polietileno contêm átomos de cloro e são compostos com esterato de cálcio de baixa densidade e óleo de soja.

Lewis e Castleberry relataram testes de polietileno clorado, um material que é semelhante ao PVC tanto na composição química como nas propriedades físicas.

O processo de transformação envolve a cura por calor de folhas pigmentadas do polímero termoplástico em moldes metálicos. A coloração, utilizando corantes solúveis em óleo e moldagem repetida, é possível. No entanto, a utilização de moldes de metal é uma desvantagem do sistema.

Gettleman também relatou a avaliação do polietileno termoplástico clorado como um potencial material maxilofacial. Foi desenvolvida uma técnica de processamento, utilizando autoclaves a vapor com moldes de gesso, e foi também descrita a técnica de coloração. Os ensaios clínicos deste material acabaram de ser iniciados.

Sweenay e colaboradores apresentaram os resultados de 3 formulações de elastómeros de plastisol vinílico curados pelo calor. Concluíram que uma formulação melhorada de polivinil (PVC) era o material mais satisfatório para utilização clínica.

LATEX:

O látex natural é um dos materiais mais antigos utilizados na arte da prótese maxilofacial.

Clarke introduziu a borracha de látex pré-vulcanizada como material facial. Bulbian e Clarke popularizaram a borracha de látex na década de 1930 e fizeram aperfeiçoamentos que levaram à sua utilização contínua durante muitos anos.

Uma prótese de látex dura mais tempo do que a sua antecessora de gelatina-glicerina e pode ser feita oca, o que reduz o peso e facilita a sua retenção. Isto é especialmente vantajoso com um defeito grande.

O material acabado é fraco, degenera rapidamente com a idade em termos de cor e é insatisfatório, exceto durante um curto período de tempo. Estas deficiências limitam a sua utilização como material de prótese facial.

Vantagens:

a) Barato
b) Fácil de manipular
c) Prótese facial realista.

Desvantagens:

a) Demora
b) Instabilidade da cor
c) Fraca resistência dos bordos
d) Vida útil curta, ou seja, 3-4 meses.

Nas zonas do rosto onde se verifica um movimento constante da pele, como os olhos ou a boca, uma prótese do tipo látex é muitas vezes o único substituto com flexibilidade de margem suficiente para garantir um bom ajuste e uma utilização confiante.

O látex também tem sido utilizado para duplicar a superfície da pele humana desejada e pode ser transferido para um modelo antes de a prótese ser moldada com um material adequado. Esta técnica foi descrita por Hawkins.

O látex sintético, um terpolímero de acrilato de butilo, metilmetacrilato e metilmetacrilamida, foi desenvolvido recentemente. Trata-se de uma forma mais refinada e superior ao látex natural. A prótese pode ser fabricada com pele de látex e suporte de borracha. A pele de látex é quase transparente. Embora este material apresente deficiências semelhantes às do látex natural, pode proporcionar uma prótese semelhante à vida.

POLIURETANO: (Epitano 3)

Os elastómeros de poliuretano servem uma variedade de dispositivos comerciais e médicos de contacto com o sangue, substituição cardíaca, mas apenas o Epitano-3 está disponível para utilização na restauração facial.

Epithane -3 foi desenvolvido por Dan Rosa.

O elastómero de base é um sistema de 3 componentes composto por resina, isocinato e catalisador. Estes são cuidadosamente misturados e curados à temperatura ambiente. O material do molde pode ser pedra dentária, uretano e silicone ou metal. Podem ser sintetizados com uma vasta gama de propriedades físicas, variando o reagente e as suas quantidades. Goldberg referiu que a estrutura do polímero de poliuretano pode ser variada para otimizar as propriedades desejadas.

Vantagens:

a) A flexibilidade é especialmente adequada para defeitos com leitos de tecido móveis.
b) O material tem uma sensação de vida ao toque.
c) Excelente resistência dos bordos e propriedades elásticas.
d) Cor extrínseca e intrínseca para combinar com os tons de pele.
e) Podem ser obtidos resultados super cosméticos.

Desvantagens:

a) Difícil de processar.
b) Os isocinatos são sensíveis à humidade, os moldes de pedra são desidratados antes do processamento.
c) Fraca estabilidade da cor
d) Esperança de vida curta, 3-6 meses.
e) Fraca compatibilidade com o sistema adesivo existente.
f) Os isocinatos livres em restaurações polimerizadas são potenciais causadores de reacções tóxicas,

Em 1978, o poliuretano Isophoron foi introduzido pelo departamento de biomateriais da Faculdade de Medicina Dentária da Universidade do Alabama. O material de base era incolor e transparente. A coloração intrínseca é necessária para a prótese facial.

Sweeny et al. realizaram um inquérito para determinar os materiais mais frequentemente utilizados na construção de próteses faciais. Os resultados do inquérito indicaram que a maioria dos protésicos utiliza borracha de silicone e que o material mais recente, o poliuretano, foi selecionado com mais frequência do que o polivinil ou o polimetilmetacrilato. **Udagma** afirmou que o revestimento de poliuretano de uma prótese facial proporciona uma maior resistência ao rasgamento do rebordo da prótese, uma melhor adesão, limita o crescimento de fungos frequentemente associado aos materiais de restauração de silicone e pode ajudar a reduzir a corrosão dos ímanes.

Gerald T. Grant et al. descreveram a utilização de um revestimento de poliuretano e de velcro para melhorar a retenção da subestrutura de resina acrílica para clips e ímanes numa prótese extra-oral de silicone.

Udagama descreveu uma técnica para o revestimento bem sucedido de próteses faciais de silicone com películas de poliuretano pré-fabricadas. Afirmou que o revestimento da superfície de adaptação ao tecido das próteses de silicone é uma tentativa de as tornar aderentes, resistentes ao rasgamento, molháveis, lisas e resistentes ao crescimento de fungos.

A maioria das próteses maxilofaciais é afetada negativamente pela exposição à luz UV, o que reduz a esperança de vida das próteses faciais fabricadas com os materiais disponíveis.

Criag et al, relataram que a estabilidade da cor do poliuretano foi severamente degradada após o envelhecimento (300 horas) num meteorómetro.

G.E. Turner et al investigaram os sistemas de cor intrínsecos comparando as propriedades físicas do poliuretano isoporona antes e depois do envelhecimento num medidor de tempo. Concluiu que o poliuretano isoforona demonstrou valores mais elevados de resistência à tração, resistência ao rasgamento e resistência ao envelhecimento à luz UV do que um poliuretano disponível no mercado. As propriedades mecânicas foram semelhantes e consistentes para espécimes com pigmentos de terra seca e óleos de artista.

ELASTÓMEROS DE SILICONE:

Quimicamente designado por polidimetil silicone. Os silicones foram introduzidos por volta de 1946, mas só nos últimos anos é que têm sido utilizados no fabrico de próteses maxilofaciais.

Os elastómeros de silicone foram utilizados pela primeira vez em próteses externas por Barnhart em 1960. Os silicones são atualmente os mais populares de todos os materiais de prótese facial.

Os silicones são constituídos por silicone de cadeia alternada e átomos de oxigénio, que produzem pouca ou nenhuma resposta inflamatória nos animais.

São amplamente utilizados para o fabrico de próteses faciais. A inércia biológica, as qualidades estéticas superiores, a resistência, a durabilidade, a simplicidade técnica e a disponibilidade em várias preparações quimicamente compatíveis tornaram os silicones um dos melhores materiais de prótese facial disponíveis. No entanto, a fraca resistência ao rasgamento, as fracas propriedades adesivas, a não molhabilidade, a não polibilidade, a afinidade para suportar o crescimento de fungos e a absorção de óleos e gorduras tendem a limitar a sua utilização.

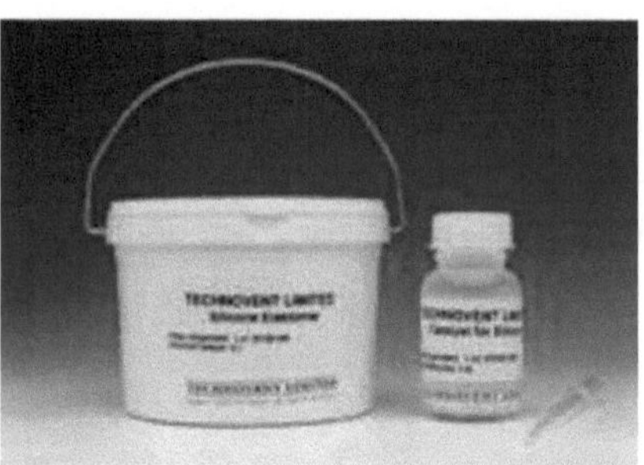

Fig 5: Elastómero de silicone

As próteses de silicone podem causar irritação, abrasão e ulceração dos tecidos orofaciais de suporte.

Os silicones são uma combinação de compostos orgânicos e inorgânicos. O primeiro passo na sua produção é a redução da sílica a silício elementar. Em seguida, através de várias reacções, o silício é combinado com cloreto de metilo para formar dimetil dicloro siloxano, que reage com a água para formar um polímero. A maioria das formas elásticas de silicone são compostas com cargas que proporcionam uma resistência adicional. Os aditivos são utilizados para dar cor. Os antioxidantes e os agentes de vulcanização são utilizados para transformar a forma de massa bruta numa massa de borracha durante o processamento. Os polímeros de cadeia longa são reticulados para criar uma rede, o que torna o silicone resistente à degradação provocada pela exposição à luz UV.

O processo de reticulação de polímeros é designado por vulcanização. A vulcanização ocorre tanto com como sem calor e depende do agente catalisador ou de reticulação. Isto resulta em amplas aplicações de borrachas sintéticas na medicina e, recentemente, na medicina dentária.

Dependendo da ativação do processo de vulcanização, os silicones são classificados como silicone de efeito térmico e silicones de vulcanização à temperatura ambiente. Ambos os tipos de silicones externos são amplamente utilizados no fabrico de próteses faciais externas.

Os silicones são classificados em 3 grupos de acordo com as suas aplicações. A primeira classificação é o grau de implante, que exige que o material seja submetido a testes exaustivos e deve cumprir ou exceder os requisitos da FDA. Os recentes problemas de saúde causados pelos implantes mamários de silicone criaram controvérsias relativamente à segurança dos materiais. A segunda classificação é a de grau médico, que é aprovada apenas para uso externo. Estes são os materiais mais comummente utilizados no fabrico de próteses maxilofaciais. Não foram relatadas reacções adversas causadas pelo contacto entre o silicone de grau médico e a pele humana. A terceira classificação é o grau industrial, que é maioritariamente utilizado para aplicações industriais.

SILICONES HTV: (Silastic 370, 372, 373 MDX 4-4514, MDX, 4-4515-4516.)

Os silicones de vulcanização térmica são materiais translúcidos, brancos leitosos e semi-sólidos. O material pode ser fornecido como massa de um componente ou de dois componentes. O agente catalítico ou de vulcanização dos silicones HTV é o peróxido de diclorobenzoílo ou o sal de platina, dependendo do tipo de polimerização utilizado (reação de condensação ou reação de adição). Estes silicones podem ser pré-formados em várias formas de implantação aloplástica para próteses faciais. São adicionadas quantidades variáveis de cargas a estes polímeros, consoante a dureza, a resistência e o alongamento pretendidos. Geralmente, quanto maior for a quantidade de polímero, mais dura e menos resistente será a borracha composta. O material de enchimento é normalmente uma sílica pura finamente dividida com um tamanho de 30 microns. Foram disponibilizados vários silicones para utilização pelos protésicos maxilofaciais.

a) Silastic S-6508; É semelhante à massa de modelar pegajosa e deve ser vulcanizada a 260°F em moldes de pressão. Requer um manuseamento sofisticado.

b) Silastic 382: - Fluido branco opaco e muito viscoso. Forma uma borracha sem evolução de calor após a incorporação do octato estanoso.

c) Silástico 399: Assemelha-se a vaselina branca; fácil de espatular e não flui. Ao misturar com o catalisador 1, torna-se leitoso. Quando o catalisador II é adicionado, forma uma borracha translúcida em 10-15 minutos.

d) PDM silioxano: Um silicone HTV foi desenvolvido pela administração dos veteranos e relatado por Lontz e Schweiger. A avaliação das propriedades físicas e mecânicas foi relatada por Abdelnabi. O PDM apresentou a maior resistência à tração, módulo de tração e percentagem de alongamento em comparação com o MDX.

e) Q7-4635, Q74650, Q7435, SE-4524U: Uma nova geração de silicones HTV avaliada pela Bell demonstrou ter propriedades físicas e mecânicas melhoradas em comparação com o MDX4-4210 e o MDX 4-4514. As caraterísticas de processamento do Q7-4635 e do SE-4524U foram particularmente favoráveis devido ao seu sistema de componentes simples com prazo de validade ilimitado.

Vantagens:

1) Excelente estabilidade térmica.
2) Cor estável quando exposto à luz U.V.
3) Resistência superior.
4) Biologicamente inerte.

Desvantagens:

1) Baixa resistência dos bordos, requer reforço de nylon nas margens.
2) Não possuem elasticidade suficiente para funcionar em leitos de tecidos móveis.
3) Opacidade e aspeto menos vivo.
4) A coloração extrínseca é difícil.
5) Requer dispositivo de moagem para incorporação de corantes internos.
6) Para atingir a alta temperatura necessária para a vulcanização, são necessários moldes metálicos.
7) Fraca molhabilidade

Em geral, os silicones HTV têm melhores propriedades físicas e mecânicas do que os silicones RTV.

RTV SILICONES:

Estes são bem conhecidos dos dentistas como um material de impressão concebido para utilização intra-oral.

Existem 2 tipos principais de silicones RTV de acordo com o seu mecanismo de cura

(1) Adição (2) Condensação.

Os silicones de adição podem ser curados a temperaturas elevadas (65°-85°), pelo que são designados silicones de vulcanização a baixa temperatura.

Carl Andreas et al referiram que a maioria dos protésicos e dentistas está a utilizar produtos de silicone vulcanizado à temperatura ambiente intrinsecamente coloridos com pigmentos secos e óleos de artista para o fabrico de próteses extra-orais.

Silicones de adição: por exemplo: Silskin II, Silkskin.

Silicone de condensação: por exemplo: Cosmesil, Cosmesil HC_2 , Cosmesil HC4.

Estes materiais maxilofaciais diferem na sua cor (semitransparente ou branco opaco). As cores da pele são obtidas através da mistura de pigmentos de terra secos no material antes da adição do catalisador. O material pode ser moldado em moldes de pedra dentária.

Vantagens:

1) Facilidade de manuseamento.
2) Rapidez e facilidade de processamento.
3) Pode ser fabricado num laboratório dentário normal.
4) Excelente estabilidade térmica e estabilidade da cor quando exposto à luz U.V.
5) Biologicamente inerte.

Firtell, Anderson Donneau introduziram o conceito de combinação de materiais para obter propriedades melhoradas, misturando RTV convencional com espuma de silicone RTV para produzir próteses mais leves. No entanto, a resistência é reduzida juntamente com a diminuição do peso.

Gregory L. Polyzois et al. avaliaram a bicompatibilidade dos silicones RTV através de duas técnicas de cultura de células in-vitro. Afirmou que os silicones RTV afectam negativamente as células em cultura. O acompanhamento clínico dos doentes que usam próteses é necessário para avaliar as reacções do hospedeiro em caso de contacto a longo prazo com a membrana mucosa e o tecido cutâneo humanos.

Desvantagens:

1) Os silicones RTV são mais fracos do que os plastisóis vinílicos.
2) Apresentar efeitos de fecho de correr, ou seja, embora o material possa normalmente suportar tensões consideráveis, uma pequena fenda ou corte fará com que se desfaça literalmente.
3) Elevada gravidade específica, pelo que a prótese pode ser pesada.
4) Rígido e menos flexível.
5) Os silicones também requerem materiais adesivos utilizados para fixar a prótese à pele.

6) Difícil de aplicar o adesivo e de limpar.

7) Fraca molhabilidade.

Waters et al. (1999) referiram que a molhabilidade do material de silicone é inferior à do material de resina acrílica densa.

São utilizados diferentes tipos de silicones RTV para construir uma prótese extra-oral.

Silastic 382, 399:

O silicone viscoso inclui uma carga, um catalisador de octato estanoso e um agente de reticulação de silicato de ortoalquilo. A polimerização é uma reação de condensação. As cargas e a terra de diatomáceas são utilizadas para melhorar a resistência.

As propriedades dos silicones RTV originais (Silastic 382, 399) são semelhantes às dos silicones HTV. São estáveis em termos de cor, biologicamente inertes e mantêm os objectivos físicos e clínicos numa vasta gama de temperaturas.

Estes estão disponíveis como soluções transparentes que permitem o fabrico de próteses translúcidas. Os silicones RTV são muito mais fáceis de processar do que as formas curadas pelo calor. Podem ser utilizados moldes de pedras dentárias.

As desvantagens são a fraca resistência dos bordos e a dificuldade de coloração. O aspeto estético destes materiais é inferior ao do poliuretano, das resinas acrílicas e do PVC.

MDX 4-4210:

Este elastómero de silicone de qualidade médica demonstrou ser o mais popular entre os médicos. Dos resultados do inquérito realizado por Andreas, 41% dos clínicos utilizaram este material para o fabrico de próteses maxilofaciais.

Este material não é muito preenchido, tornando-o translúcido. Tem um catalisador de ácido cloroplatínico e hidroximetilsiloxano como reação sem produtos secundários de reação. O material curado demonstrou ter uma resistência à tração adequada. O aumento do alongamento e da resistência ao rasgamento reduziu a necessidade de reforço do bordo fino da prótese. Além disso, as medições da textura da superfície e da dureza shore A estão bem dentro da gama da pele humana.

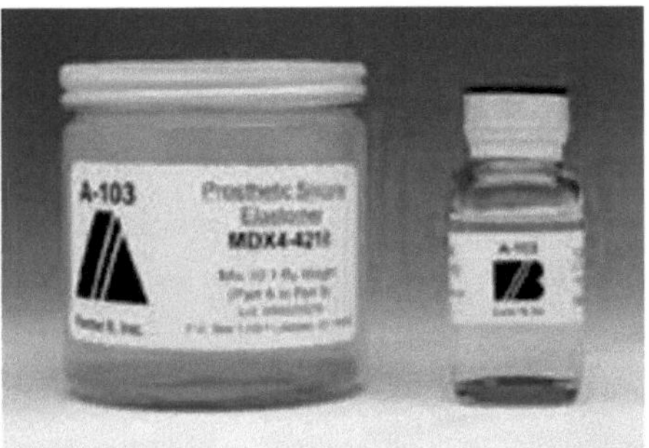

Fig. 6: MDX 4-4210 Elastómero A-103

Farah et al. afirmaram que a modificação das propriedades físicas pode ser efectuada através da adição de material adesivo médico do tipo A. Num estudo realizado por **Moore et** al, verificou-se que o material não era tóxico, era colorido e era biologicamente compatível.

Micheal S. Lucas et al. avaliaram a toxicidade do elastómero MDX 4-4210 através da avaliação do rastreio de culturas de tecidos e do implante subcutâneo em ratos e concluíram que este material não é tóxico e é biologicamente compatível.

Moore et al. avaliaram as propriedades mecânicas do MDX-4-4210, Silastic 382, MDX-4-4210 não modificado. Concluiu que o MDX 4-4210 apresentou melhores propriedades mecânicas do que outros materiais.

Os primeiros testes clínicos revelam que o Silastic MDX-4-4210 é bastante desejável e parece ser compatível com a maioria dos sistemas de adesivos cutâneos.

Foram desenvolvidos guias de tonalidade para a cor intrínseca. O envelhecimento acelerado demonstrou que o elastómero é muito estável em termos de cor.

Foram documentados testes exaustivos das propriedades físicas e mecânicas do MDX 4-4210. Os resultados indicam que, apesar de não ser um material ideal, o MDX 44210 mostrou muitas melhorias quando comparado com materiais anteriores e possui muitas caraterísticas desejáveis.

Abdeinnabi et al. compararam as propriedades mecânicas do MDX e do PDM, afirmando que foi encontrada uma diferença significativa entre o MDX e o PDM.

Kouyoumhjion et al. avaliaram as propriedades mecânicas do MDX 4-4210, antes e depois da modificação com a adição de 360 fluidos médicos. Concluiu que as propriedades mecânicas diminuíam de forma linear à medida que a quantidade de adesivo aumentava.

O processamento é simples, uma vez que os moldes de pedra dentária são aceitáveis. Pode ser utilizada uma solução a 5% de sabão suave como agente de libertação. Deve ter-se o cuidado de evitar a contaminação do molde com petrolato ou resíduos de argila.

Os moldes preparados são colocados num forno de calor seco a 50°C durante aproximadamente 30 minutos antes da sua utilização. O aquecimento de todos os segmentos do molde ajudará a manter a posição das cores personalizadas utilizadas para a correspondência de tonalidades intrínsecas. Após a reprodução de um pormenor de superfície adequado, uma seringa é carregada e utilizada para encher as peças do molde com material. O material é devolvido ao forno de calor seco e a temperatura é elevada para 80°C. Os moldes são deixados no forno durante 1 hora. A caraterização da superfície pode ser obtida com pigmentos imersos num adesivo de silicone.

A utilização de um molde de gesso não revestido resulta na perda de pormenores da superfície ou na desintegração do molde quando exposto ao calor seco para processamento múltiplo.

Investigação sobre a porosidade e a densidade dos silicones RTV e HTV, utilizando várias técnicas de processamento por Kent: Indica que a limpeza do silicone fluido antes da embalagem, utilizando uma embalagem de injeção controlada e a imersão de um molde em frasco numa pasta de água antes da aplicação de calor húmido resultará em próteses densas e sem poros. São obtidos resultados cosméticos superiores com este material.

Silastic 891:

Udagama e Drane relataram pela primeira vez a utilização deste material para o fabrico de próteses faciais, sendo também conhecido como silicone adesivo médico silástico tipo A.

Ganhou popularidade entre os clínicos. Vinte e cinco por cento dos clínicos referiram a utilização deste material num inquérito.

É uma pasta translúcida, não fluida, que polimeriza à temperatura ambiente em contacto com a humidade do ar. Também pode ser processada num molde de gesso. Os moldes metálicos não são recomendados porque a sua superfície pode reagir com o ácido acético, um subproduto da polimerização.

Vantagens:

1. Não é necessário um catalisador
2. Compatível com uma vasta gama de corantes.

No entanto, o material apresenta algumas das desvantagens dos silicones RTV.

Num estudo efectuado por Udagama, a resistência dos bordos do adesivo médico Silastic tipo A pode ser melhorada através da colagem de uma película de poliuretano pré-fabricada a uma prótese de silicone, utilizando o primário S-2260.

Farah et al. estudaram as propriedades mecânicas de misturas de adesivo tipo A e elastómero de base MDX4-4210 não catalisado. Concluiu que é possível obter diferentes propriedades mecânicas variando a quantidade de elastómero de base MDX 4-4210 em relação ao adesivo médico tipo A para permitir uma melhor simulação do tecido facial.

Cosmesil

O Cosmesil foi introduzido em 1982 no Reino Unido. Este sistema contém elastómero de silicone, selante RTV, corantes e acessórios necessários para a preparação de próteses faciais e corporais.

O sistema Cosmesil acabou por chegar ao mercado em 2 versões de silicones RTV de condensação A) Uma versão básica B) Uma versão de alta conformidade, que foi desenvolvida em 1993.

O novo sistema básico, Cosmesil SM_4 , foi desenvolvido com uma mudança considerável na química. Era muito flexível e tinha uma elevada resistência ao rasgamento.

O programa de investigação em curso sobre o material maxilofacial Cosmesil RTV levou recentemente ao desenvolvimento de uma versão de elevada conformidade denominada Cosmesil HC2.

G. Polyzois avaliou e comparou algumas propriedades físicas do Cosmesil HC_2 com o Cosmesil SM_4 & Silskin II antes e depois da ação do tempo. Concluiu que o Cosmesil HC2 apresentou melhores propriedades físicas do que os outros materiais. **E.Veres** comparou a dureza e a molhabilidade de Cosmesil com Molloplast -B. Afirmou que o Molloplast-B apresentava melhor dureza e molhabilidade. **John - Wolfaerdt et al** relataram que o Cosmesil apresentou melhores propriedades mecânicas do que o Silastics 382, MDX-4-4210 e Silskin.

G. Polyzois referiu que o Cosmesil e o Episil apresentavam propriedades mecânicas razoáveis para utilização como materiais de prótese facial.

Gregary Polyzois afirmou que o silicone de condensação Cosmesil sempre mostrou uma melhor força de ligação com resinas de base de dentadura.

A-2186

O A-2186, um material recentemente desenvolvido, mostrou inicialmente propriedades físico-mecânicas melhoradas quando comparado com o MDX-4-4210. No entanto, Haung referiu que, depois de sujeito a variáveis ambientais, o A-2186 não manteve as suas propriedades físicas e mecânicas melhoradas quando comparado com o MDX-4-4210.

Dootz et al. avaliaram as propriedades mecânicas do A-2186, MDX 4-4210 e Cosmesil. Concluiu que as propriedades mecânicas do A-2186 foram afectadas pelo envelhecimento acelerado.

SILICONES ESPUMANTES

Silastic 386:

Uma forma de silicone RTV que tem uma utilização limitada em próteses maxilofaciais é a variedade formadora de espuma. O silicone de base tem um aditivo para que seja libertado um gás quando o catalisador, octato estanoso, é introduzido. O gás forma bolhas dentro do silicone de vulcanização. Depois de o silicone ser processado, o gás é eventualmente libertado, deixando um material esponjoso. A formação de bolhas no interior da massa pode fazer com que o volume aumente até sete vezes.

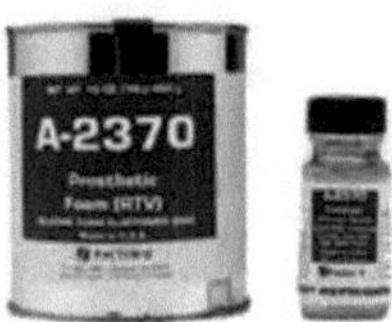

Fig 7: Silicone espumante de baixa densidade

Em 1976, **Firtell et al.** introduziram o conceito de fabrico de silicone RTV convencional com espuma de silicone RTV.

O objetivo da formação de espuma de silicone é reduzir o peso da prótese. No entanto, o material espumado tem uma resistência reduzida e é suscetível de rasgar. Esta fraqueza pode ser parcialmente ultrapassada revestindo a espuma com outro silicone. Este revestimento acrescenta resistência mas aumenta a rigidez. Devido a estes problemas, os silicones espumosos têm sido utilizados por poucos clínicos para próteses faciais.

SIFENILENOS:

Segundo o Dr. Castleburry, os sifenilenos estão atualmente a ser desenvolvidos e avaliados para utilização como material maxilofacial.

Os sifenilenos são combinações de polímeros de silicone e de carbono, pelo que apresentam muitas das vantagens de ambos os tipos de polímeros.

Estes materiais apresentam muitas propriedades desejáveis, incluindo biocompatibilidade, resistência à degradação por exposição à luz ultravioleta e ao calor, melhor resistência dos bordos e coloração

Até à data, os sifenilenos produzidos apresentam uma excelente resistência e outras caraterísticas promissoras. No entanto, até à conclusão de testes clínicos adequados, este material deve ser classificado como experimental.

Novos materiais:

Copolímeros em bloco de silicone:

Os copolímeros de silicone em bloco são novos materiais em desenvolvimento para melhorar alguns dos pontos fracos dos elastómeros de silicone. Verificou-se que os copolímeros de silicone em bloco são mais resistentes ao rasgamento do que os polímeros de silicone reticulados convencionais.

Polifosfazinas:

Os aeroelastómeros de polifosfazinas foram desenvolvidos para utilização como revestimento resiliente de próteses dentárias e têm potencial para serem utilizados como material protético maxilofacial. A modificação das propriedades físicas e mecânicas das polifosfazinas pode ser necessária para satisfazer os requisitos de fabrico de próteses maxilofaciais.

Propriedades físicas e mecânicas dos elastómeros de silicone:

Elastomer	A-2186	Silastic 382	MDX 4-4210	MDX 4-4515	MDX 4-4516
Manufacturer	Factor II Products	Dow Corning	Dow Corning	Dow Corning	Dow Corning 1
Classification	Medical Grade	Medical Grade	Medical Grade	Medical Grade	Medical Grade
Color	Translucent	Gray	Translucent	Translucent	Translucent
Specific Gravity	1.12	1.13	1.12	1.15	1.21
Viscosity, cps	90,000	N/A	80,000	N/A	N/A
Shore A Hardness	25	43	>25	52	72
Tensile Strength, psi	900	350	>550	1,350	1,175
Elongation(%)	650	160	>350	450	370
Tear strength, PPi	90	N/A	>50	N/A	N/A

Primários: (1200, 1205, 2-2260, 40400, Z6032, 26076).

Desde a introdução das próteses de silicone revestidas a uretano, tem havido um interesse crescente nos primários utilizados para promover a ligação entre o silicone e outros materiais protéticos maxilofaciais.

Udagama investigou os primários 1205 e S-2260 para a colagem de adesivos médicos do tipo A a folhas de poliuretano. Verificou-se que o primário S-2260 era mais eficaz na epiderme.

Singer et al. avaliaram a força de ligação do adesivo médico tipo A e do MDX 4-4210 a folhas de poliuretano, utilizando 3 primários disponíveis no mercado, A-4040, S-2260 e 41205. Verificou-se que os primários S-2260 e A-4040 formaram a ligação mais forte entre as folhas de poliuretano e a mistura de 50% de MDX mais 50% de adesivo médico tipo A.

MC Murdie e king avaliaram a adesão do silastic 891 à resina de base de dentadura Lucitone 199 utilizando 3 primários, 4040, S-2260 e 1200. Os resultados indicaram que o primário 4040 apresentou a maior força de ligação.

A Polyzois avaliou a força de ligação do elastómero de silicone (Silskin II, Cosmesil SM4) a uma resina activada por luz (Traid) utilizando 3 primários diferentes: 4040, 1200 e Z-6032. Verificou-se que o Z-6032 produziu a maior força de ligação.

Robert Taft et al. compararam a adesão em força de descasque de um adesivo de silicone à resina autopolimerizável e ao dimetacrilato de uretano polimerizado ligeiro, utilizando duas texturas de superfície e primários de superfície (1250, S-2260). Os resultados indicaram que o primário 1205 produziu uma adesão mais forte em termos de força de descasque, independentemente do tipo de resina ou da preparação da superfície.

MATERIAIS DE RECONSTRUÇÃO CIRÚRGICA

IMPLANTES CRANIANOS:

thOs defeitos cranianos resultam de trauma ou doença e os numerosos procedimentos de reparação foram descritos e defendidos no final do século XIX. Após a Segunda Guerra Mundial, os dentistas envolveram-se no fabrico e colocação de implantes aloplásticos, particularmente para grandes defeitos cranianos.

Existem atualmente numerosos métodos de cranioplastia. No entanto, dois métodos básicos evoluíram:

a) Reconstrução osteoplástica

b) Restauração com implantes aloplásticos.

a) A reconstrução osteoplástica de defeitos cranianos pode ser efectuada utilizando enxertos de osso autógeno, cartilagem, gordura e derme. O sucesso depende do tamanho e da localização dos defeitos. Estes materiais de enxerto têm tendência a contrair-se, comprometendo assim os resultados estéticos.

As xenografias e homografias preservadas também são utilizadas para retomar defeitos cranianos, mas não ganharam aceitação entre os clínicos. Estes materiais estão sujeitos a uma elevada taxa de reabsorção e são menos fiáveis do que os enxertos autógenos.

b) **Implantes aloplásticos:**

METAIS:

Têm sido utilizados vários metais e ligas para a restauração de defeitos cranianos. Idealmente, o metal deve ser leve, suficientemente forte para resistir ao trauma e inerte.

Tântalo:

O material mais utilizado é o tântalo.

O tântalo é inerte e maleável. Está disponível em folhas perfuradas de 0,015 polegadas, que podem ser moldados de acordo com o contorno desejado e cortados na dimensão adequada.

Para pequenos defeitos, Matson (1969) descreveu a moldagem da folha de tântalo com um martelo de esferográfica e um azul de madeira ou através da utilização de matrizes metálicas de ferro fundido.

Para defeitos maiores, a folha de tântalo é colocada entre as metades positiva e negativa do molde preparado a partir da impressão do defeito. A folha é moldada e aparada, permitindo um rebordo de 3 mm para além do bordo do defeito, que é utilizado para fixar o implante ao crânio.

Titânio:

Recentemente, tem sido utilizado no fabrico de próteses cranianas. Este metal é forte, leve e pode ser estampado num sistema de matriz contra matriz.

Disponível em folhas de 0,61 mm, endurecida por deformação e que se torna mais forte com a manipulação.

Depois de a prótese metálica ser moldada, aparada e polida, a aceitação do implante pelos tecidos pode ser melhorada através da anodização numa solução de 80% de ácido fosfórico, 10% de ácido sulfúrico e 10% de água.

Aço inoxidável

A maioria dos produtos de aço inoxidável não são materiais de implante aceites, devido à incompatibilidade dos tecidos.

No entanto, o aço inoxidável 316-austenite tem sido utilizado com sucesso para restaurar defeitos cranianos. As suas propriedades são semelhantes às do tântalo em termos de tolerância tecidular e maleabilidade, mas é muito menos dispendioso.

Scott et al (1962) registaram uma elevada taxa de insucesso que exigia a remoção dos implantes.

São amplamente aceites vários outros metais utilizados na cranioplastia.

O Vitalium é utilizado com sucesso para implantação noutros locais que não os defeitos cranianos, devido à dificuldade de manipulação durante a cirurgia.

O Ticonium é muito leve e demasiado macio para proporcionar uma proteção adequada contra traumatismos.

Vantagens:

a) A maleabilidade permite ao médico moldar o metal em qualquer configuração.

b) O tempo de separação é reduzido em comparação com os materiais autógenos utilizados na cranioplastia.

c) Prontamente disponível.

Desvantagens:

a) Elevada condutividade térmica que pode precipitar dores de cabeça e sintomas nevrálgicos.
b) O tântalo é radiopaco, o que impede a interpretação radiográfica.
c) Deformação devido à suavidade

METACRILATO DE METILO AUTOPOLIMERIZÁVEL:

Desde a Segunda Guerra Mundial, a utilização de resina acrílica autopolimerizável tornou-se cada vez mais popular entre os neurocirurgiões devido à compatibilidade com os tecidos e à facilidade de manipulação durante a cirurgia.

Em pequenos defeitos cranianos, o material é misturado e colocado no defeito. O calor da polimerização pode ser controlado com irrigação salina ou algodão húmido.

Em defeitos grandes, o material é misturado e colocado no defeito. Quando o material começa a endurecer e a produzir calor, é retirado do local até a polimerização estar concluída. O material polimerizado é aparado, alisado e esterilizado antes de ser colocado no defeito.

Vantagens:

a) Forte
b) Radiolucente
c) Prontamente disponível
d) Fraca condutividade térmica e eléctrica.
e) As complicações são menores quando comparadas com os metais.

Desvantagens:

a) Infeção devido ao calor de polimerização.
b) Reacções locais nos tecidos devido à presença de monómero livre.
c) Dificuldade de contorno.

POLIMERIZAÇÃO A QUENTE DO METACRILATO DE METILO:

Apresenta propriedades favoráveis da resina acrílica autopolimerizável quando fabricada corretamente. Requer o fabrico pré-cirúrgico do implante.

Vantagens:

a. Forte
b. Radiolucente
c. Boa reprodução dos contornos.
d. Biocompatível

Desvantagens:

a. Demora
b. Dificuldade de processamento.

POLIETILENO:

O polietileno é um hidrocarboneto alifático de cadeia linear. Tem sido utilizado frequentemente em cranioplastia e possui um conjunto de propriedades desejáveis.

Vantagens

- É inerte e compatível com os tecidos.
- Apresenta uma elevada resistência à tração.
- É leve e flexível.
- Baixa condutividade térmica e eléctrica.
- Elevada resistência à fratura.
- Moldado em qualquer forma.

SILICONE:

O silicone é ocasionalmente utilizado para restaurar os defeitos cranianos.

É compatível com os tecidos, mas a sua flexibilidade pode comprometer a proteção em defeitos de grandes dimensões. O silicone implantável de qualidade médica está disponível em 3 formas:

1. Blocos que podem ser esculpidos com a forma desejada.
2. Forma de vulcanização por calor.
3. Forma de vulcanização à temperatura ambiente.

O silicone tem sido mais frequentemente utilizado em defeitos do seio frontal, malares e do queixo, em que o objetivo principal é o contorno e não a proteção.

Shaw e **Thering** referiram que a incorporação de uma malha de aço inoxidável no implante pode aumentar a proteção.

IMPLANTES FACIAIS:

O objetivo dos implantes faciais é melhorar a aparência; por conseguinte, os requisitos de um material variam consoante o local e a natureza do defeito.

Os aumentos com materiais autógenos, como gordura, cartilagem ou osso, estão sujeitos a cicatrizes e reabsorção. Além disso, é necessário um segundo local operatório para fornecer o material de enxerto e, quando é utilizado osso, o contorno pode ser difícil e demorado. Os homoenxertos e heteroenxertos, embora apelativos devido à sua disponibilidade, apresentam problemas de rejeição e reabsorção excessiva.

Nos últimos anos, a utilização de metais tem sido limitada na restauração de defeitos ósseos.

A resina acrílica era popular nos anos 50 e início dos anos 60, mas a sua rigidez e dificuldade de manipulação limitavam a sua utilização a áreas específicas como o queixo.

O advento de materiais flexíveis biocompatíveis, em particular o silicone, melhorou a utilização de implantes faciais.

SILICONE:

O silicone ganhou grande aceitação entre os clínicos. É facilmente autoclavado, biologicamente inerte, barato e prontamente disponível. É facilmente moldado em qualquer tamanho, forma e flexibilidade desejados, permitindo assim a colocação em leitos de tecido móveis.

Os silicones estão disponíveis em muitas formas diferentes, como esponjas, líquidos, resinas e borrachas. As próteses de silicone são concebidas para funções específicas, como implantes para o peito, aumento do queixo, rinoplastia e otoplastia.

Os implantes personalizados de silicones RTV ou HTV são também utilizados para restaurar defeitos faciais, em especial nas zonas frontal, mental e molar.

Os silicones utilizados para implantação são clinicamente semelhantes aos utilizados para próteses faciais externas.

Vários outros materiais, como o teflon, o Proplast, o polietileno e a celulose, foram considerados úteis para a implantação facial. No entanto, devido à popularidade dos silicones, nenhum deles alcançou uma aceitação clínica alargada.

PRÓTESES MAXILO-FACIAIS CAD-CAM

A tecnologia informática é uma ferramenta importante na medicina dentária moderna. As imagens tridimensionais adquiridas a partir de tomografias computorizadas ou de digitalização de superfícies a laser podem proporcionar uma visualização e têm sido aceites para os estudos da morfologia dentária, esquelética e facial. O programa de desenho assistido (CAD) para simular a cirurgia tem-se revelado útil no planeamento pré-operatório e na avaliação pós-operatória da cirurgia maxilo-facial.

Além disso, a combinação dos dados CAD tridimensionais com a máquina de fresagem assistida por computador (CAM) revelou-se útil no fabrico de próteses maxilo-faciais.

Método:

1) Aquisição da "Impressão Facial" - Um dado laser do defeito facial do paciente. A unidade é constituída por dois feixes de laser e duas câmaras acopladas a dispositivos de mudança. Em seguida, a imagem da câmara é transferida para um processador de imagem para gerar uma imagem tridimensional.

2) Produção do modelo em cera - Duas técnicas alternativas de modelação tridimensional CAD-CAM, ou seja, o modelo litrográfico a laser e o modelo de fresagem com controlo numérico, são ligadas para fabricar o protótipo do modelo em cera.

3) Conclusão das próteses faciais de silicone finais - O modelo protótipo em cera é experimentado no rosto do paciente para verificar o ajuste e a adaptação correta das margens, bem como a forma. O modelo de cera é então moldado e fabricado da forma convencional.

RETENÇÃO DA PRÓTESE

O sucesso de uma prótese facial depende de vários factores, como a estabilidade, o apoio e a retenção.

A retenção é de importância primordial e os métodos de retenção dividem-se em 4 categorias: a) Adesivo b) Mecânico c) Anatómico d) Implantes.

A fixação de uma prótese à pele com um adesivo é um método eficaz e comummente utilizado. Estes são classificados de acordo com a forma de distribuição e descritos como fitas adesivas de dupla face, pastas, líquidos e adesivos em spray.

A fita adesiva de dupla face é a mais utilizada (41%) pelos doentes devido à sua facilidade de aplicação, remoção e manutenção. É útil em materiais com pouca flexibilidade e em doentes cujos defeitos demonstram pouco ou nenhum movimento.

A maioria das próteses faciais são fixadas com um adesivo de qualidade médica. Os adesivos disponíveis no mercado são:

a) Adesivo Daro (Regular, Extra Strength e Hydrobond).

b) Adesivo seguro de qualidade médica (B-400, 401& BT- 402)

c) Adesivo seguro extra forte (B-460, BT-460, B-520)

d) Fita cirúrgica dupla face em polietileno biface.

A seleção dos adesivos depende da tolerância do doente, da facilidade de aplicação e remoção e da compatibilidade com o material utilizado para a prótese facial.

A maioria dos silicones curados, devido à sua baixa solubilidade e baixa energia de superfície, não adere aos adesivos de tecido convencionais. Os silicones RTV de componente único foram desenvolvidos para servirem de adesivos para próteses de silicone (Adesivo Médico tipo A).

O penso protetor de preparação da pele, habitualmente utilizado, protege a pele de traumatismos, abrasão, fricção e irritação, criando uma barreira física à prova de água e permitindo que a pele respire.

Wilbron et al. verificaram que o trauma era reduzido quando se utilizava um penso protetor de preparação da pele.

A eficácia de um adesivo depende da força de ligação entre o material de prótese maxilofacial e os adesivos. **Geetleman et al.** desenvolveram métodos para medir a força de ligação de vários adesivos a materiais maxilofaciais contra a pele humana.

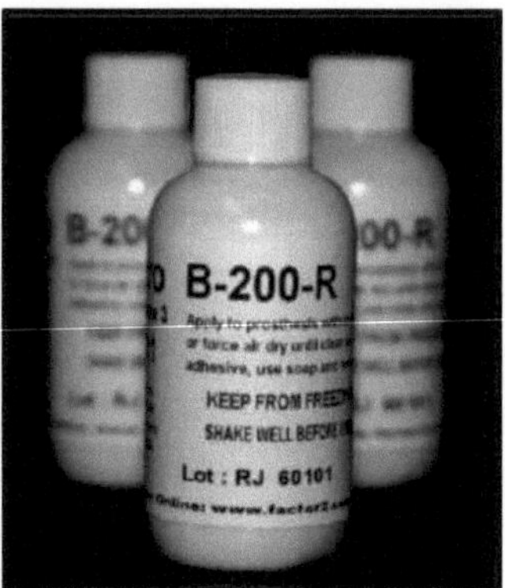

Fig 8: Adesivo Daro

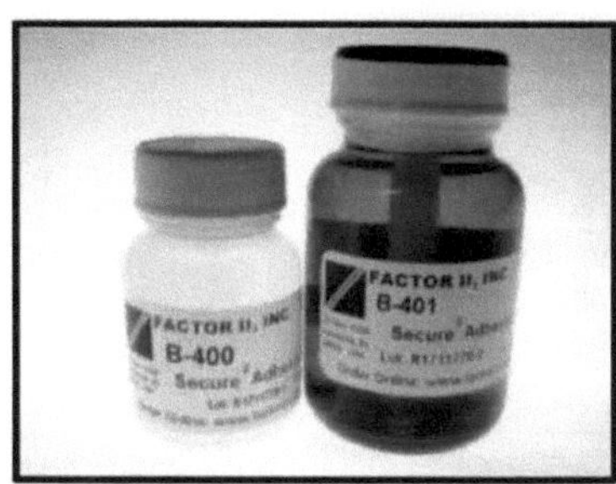

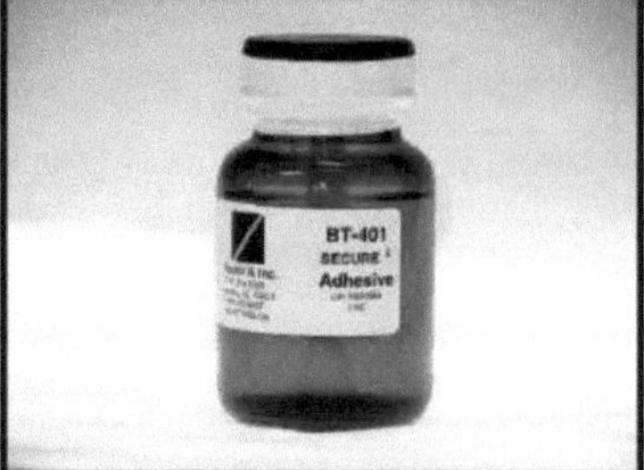

Fig 9: Adesivo seguro de grau médico B 400 , B 401 e BT 401

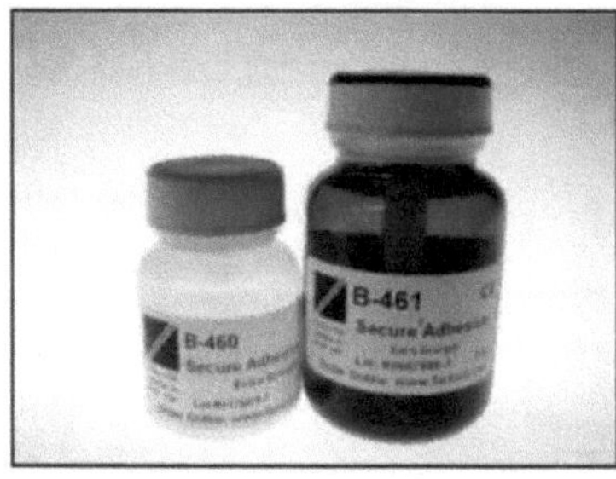

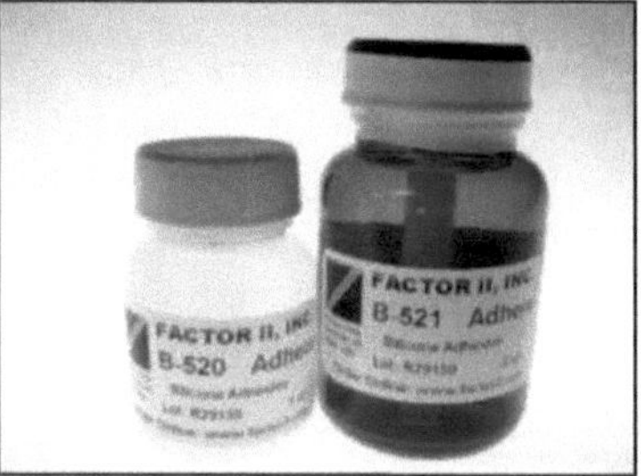

Fig 10: Adesivo extra forte Secure B 460, B 461, B 520, B 521

O tipo de adesivos e a solução de limpeza utilizados para o elastómero maxilofacial devem ser cuidadosamente escolhidos. Foi demonstrado que os adesivos e os solventes podem ter efeitos adversos nas propriedades físicas e ópticas dos elastómeros maxilofaciais.

Kiat Amnuay et al. referiram que o penso protetor de preparação da pele melhorava as propriedades de retenção dos adesivos. Verificou-se que um adesivo médico seguro era muito mais retentivo do que o adesivo de epitano-3.

A força de adesão dos adesivos de borracha de silicone à pele diminui ao longo do dia devido à transpiração e aos movimentos normais do corpo.

Kiat Amnuay et al. investigaram o efeito da aplicação de uma segunda camada de adesivo na retenção do adesivo de silicone. Verificou que a força de ligação do elastómero de silicone à pele diminuía ao longo de um intervalo de 8 horas. A reaplicação de adesivo médico para a pele sobre o adesivo existente melhora a força de ligação.

A remoção do adesivo da pele também é problemática. Por isso, são frequentemente utilizados solventes como o removedor de adesivo Uni-solvent.

Os relatórios sobre a avaliação do desempenho clínico e da biocompatibilidade dos adesivos médicos são limitados. Udagama relatou que os adesivos e o material protético aplicados em conjunto causavam mais irritação do que o adesivo isolado.

Dahl et al. investigaram o potencial irritativo de vários adesivos protéticos utilizando uma técnica invitro. Verificou que a irritação pode ser devida ao adesivo e aos produtos que contêm acetato de etilo, especialmente se a pele for fina e vulnerável.

Uma alternativa aos adesivos médicos cutâneos é a utilização de implantes osseointegrados para reter a prótese. A incorporação de elementos de retenção (clips ou ímanes) na prótese reduz o volume total do material protético maxilofacial, reduzindo assim a resistência da prótese.

Uma vez que alguns doentes são maus candidatos à intervenção com implantes (leitos de tecido comprometidos, limitações financeiras), têm de recorrer a adesivos cutâneos para manter a sua prótese facial.

A utilização de cortes inferiores de tecido é um método alternativo de retenção mecânica de próteses faciais. A natureza macia e flexível do material de silicone parece permitir a utilização de cortes inferiores de tecido para retenção. No entanto, a natureza abrasiva do material natural impede a sua utilização para retenção.

Udagama et al. verificaram que a retenção mecânica das próteses faciais depende da natureza do material, da condição física e do historial dos tecidos de suporte.

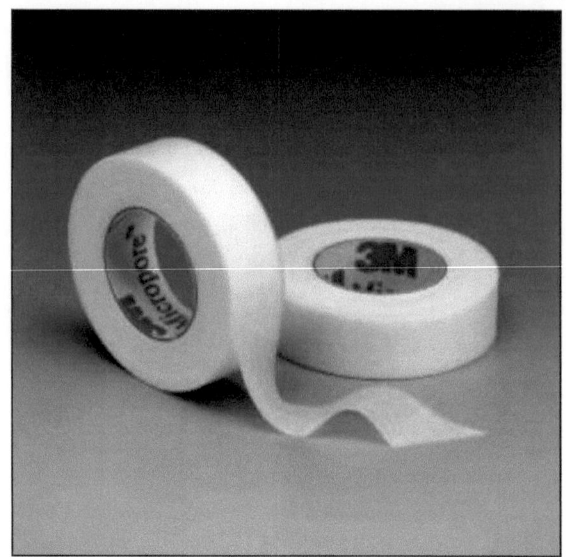

Fig 11: Fita cirúrgica de dupla face 3M - Biface Polietileno

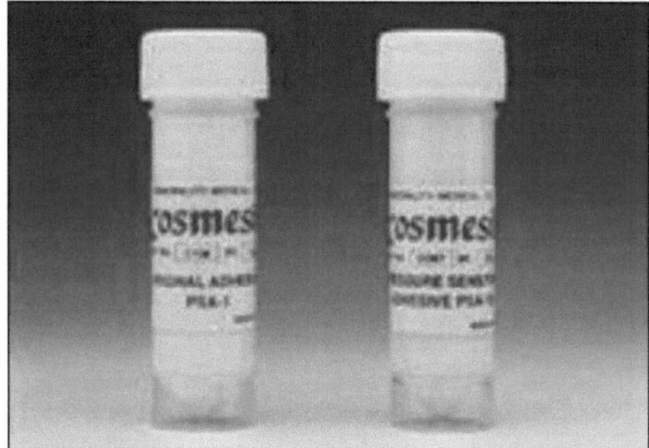

Fig 12: Adesivo Cosmesil A,C 067 C-067, C 106

COLORAÇÃO

A representação exacta da cor da pele é essencial para alcançar a estética. A prótese facial continua a ser o maior desafio enfrentado pelo clínico. Requer um olhar apurado, uma boa compreensão da teoria e aplicação da cor, uma atenção meticulosa aos pormenores, prática e perseverança. Existem muitas abordagens e técnicas para obter uma cor de pele precisa, incluindo: tentativa e erro de mistura, guias de tonalidade, sistemas de dispersão de pigmentos, colorímetro ou espetrofotómetro.

A coloração da prótese varia consoante os materiais utilizados e a preferência do médico. Os tons de pele básicos devem ser desenvolvidos num guia de cores para os materiais utilizados. A cor de base selecionada deve ser ligeiramente mais clara do que os tons de pele mais claros do doente, porque a prótese escurecerá por coloração extrínseca ou intrínseca.

As técnicas de coloração podem ser divididas em 3 grupos: Extrínseca, intrínseca ou técnica combinada. A técnica combinada é muito utilizada porque produz próteses com um aspeto mais natural. A combinação de cores da prótese depende em grande parte da habilidade do clínico, da atividade de cor do indivíduo e da fonte de luz. Atualmente, o procedimento é realizado utilizando um método empírico de tentativa e erro, sem qualquer padronização para referência futura. Foram feitas tentativas para registar a quantidade de corantes utilizados para a formulação personalizada da cor de base e a caraterização extrínseca para necessidades futuras. Nos últimos anos, a preocupação com a deterioração da cor das próteses maxilofaciais orientou a maioria das investigações sobre a estabilidade da cor do elastómero de base e dos corantes. Desde a introdução de elastómeros maxilofaciais e corantes estáveis à cor, tem-se dado mais ênfase ao desenvolvimento de métodos para a correspondência da cor do MFP com a pele humana.

Coloração intrínseca:

A coloração intrínseca é a cor aplicada dentro do molde durante o processo de fundição. A profundidade da cor e a translucidez podem ser alcançadas com maior exatidão através de técnicas intrínsecas. Uma qualidade tridimensional é conseguida através da incorporação de pormenores subsuperficiais, tais como vasos sanguíneos, sardas e pintas.

Vantagens:

a) Aumenta a vida útil da prótese.

b) Menos vulnerável às condições ambientais e ao manuseamento.

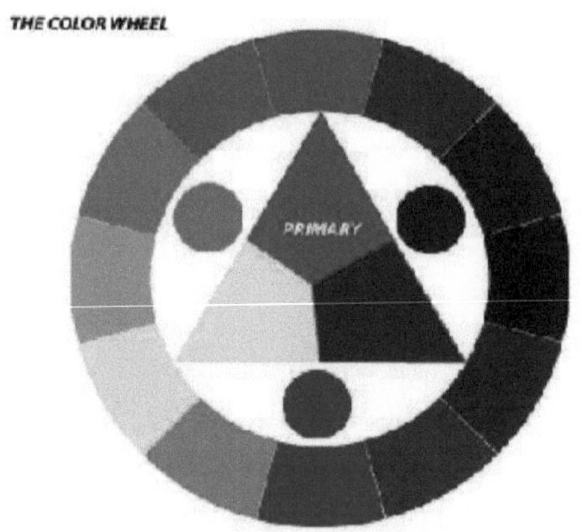

Fig 13: Cores primárias e secundárias

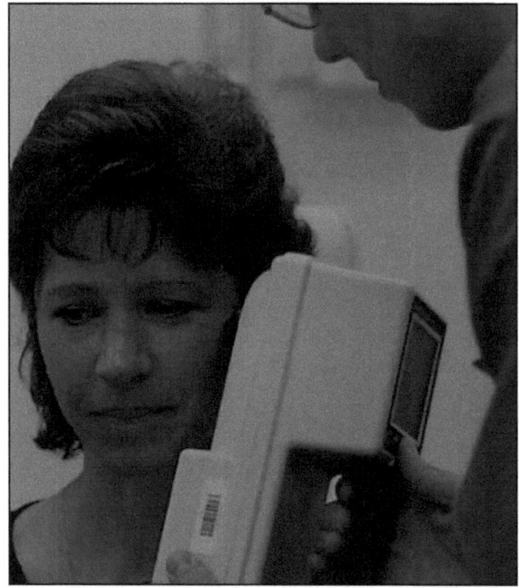

Fig. 14: Espectrofotómetros utilizados para medir a cor da pele dos doentes

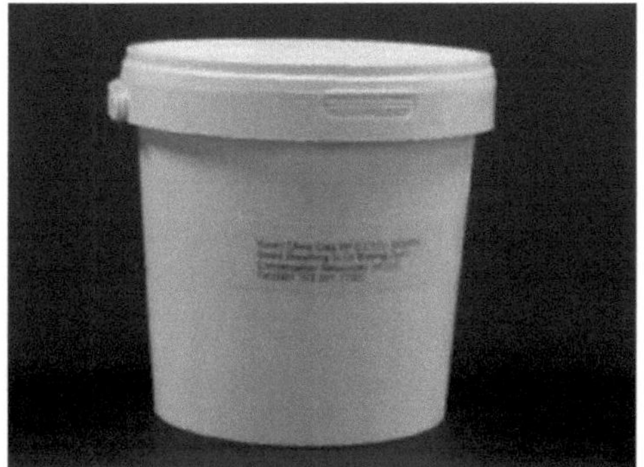

Fig 15: Caulino em pó Calcinado Branco G-102 utilizado para criar opacidade com produtos de silicone

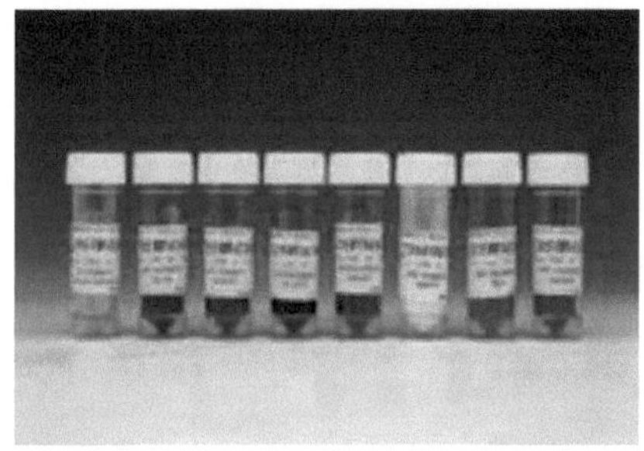

Fig 16: Pigmentos secos

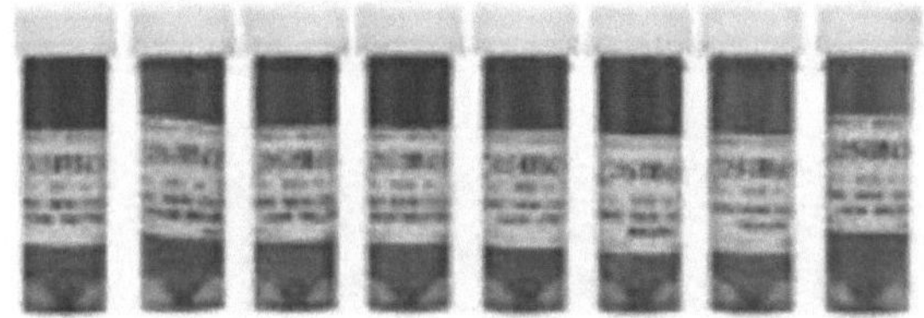

Fig 17: Pigmentos básicos da pele para coloração intrínseca

Uma compreensão básica da teoria da cor (Matiz, Croma, Valor) ajudará o médico a selecionar a cor do tom de pele do doente. O conhecimento das cores primárias, secundárias e complementares é útil na seleção do croma.

Primary Color	Secondary Color	Complementary Color
1) Red	Red+Yellow=orange	Red-Green
2) Yellow	Yellow+blue=Green	Yellow-Violet
3) Blue	Blue+Red=Violet	Blue-Orange.

A iluminação correta é essencial para uma correspondência de cores eficaz nas próteses faciais. No entanto, uma correspondência de cores é melhor avaliada sob várias fontes de luz, como a luz do dia, a luz fluorescente e a luz incandescente, para reduzir o metamerismo. Os materiais e o equipamento utilizados na coloração da prótese facial são apresentados na figura.

A espetrofotometria, juntamente com o processo computorizado de formulação de cores, envolve a seleção de uma cor, a medição da cor, a transferência dos dados de medição para o computador, o cálculo e a mistura de uma fórmula, a avaliação da fórmula final e a preparação de um lote de silicone colorido para embalagem.

Vantagens:

a. Redução do tempo de mistura de cores.
b. A fórmula da cor pode ser misturada repetidamente e com precisão.
c. O metamerismo é minimizado.
d. A translucidez pode ser controlada.

Linha do tempo para a formulação de cores tradicional Vs computadorizada correspondência de cores.

Technique	Appointment No.	Procedure	Approximatetime required (min)
Traditional	1	Mix base color	90
	1	Mix laminar glazes	90
	2	Reassess color match, pack mold	120
	3	Extrinsic coloration	180
Computerized	1	Measure skin color with spectrophotometer	30
	1	Perform color formulation	120
	1	Evaluate color formulated base color	30
	2	Evaluate color formulated base color	90
	3	Mix laminar glazes	120
	4	Extrinsic coloration	180

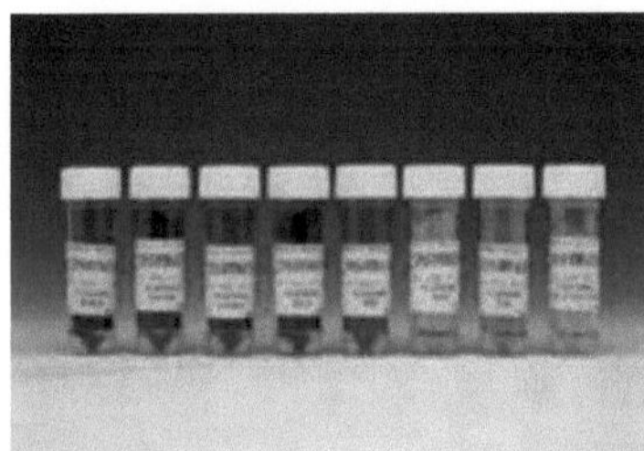

Fig. 18: Flocagem / Fibras para manchas intrínsecas

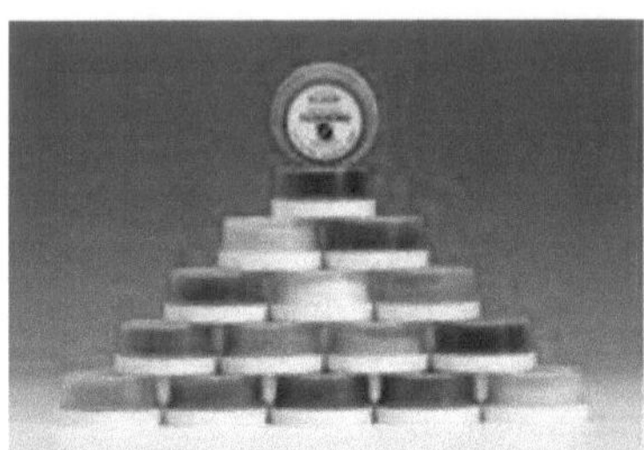

Fig. 19: Cores principais para a pigmentação intrínseca secundária

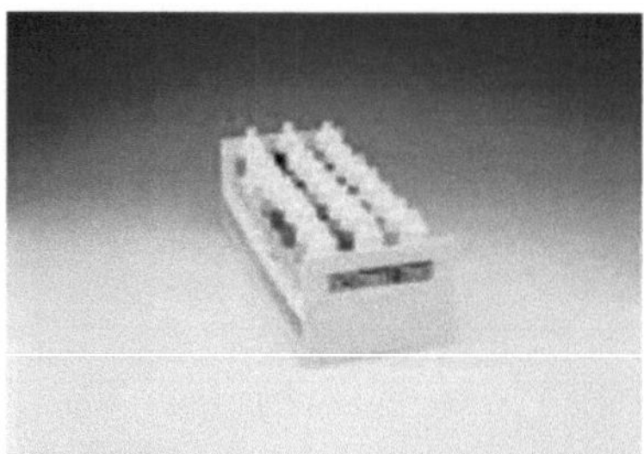

Fig. 20: Kit Intrinsic II 1299

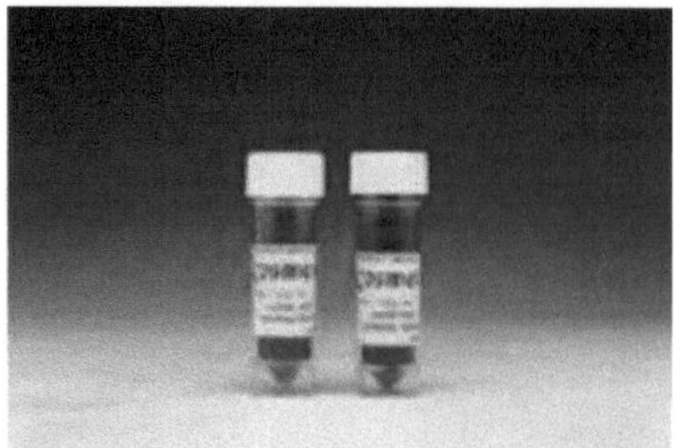

Fig 21: Veias

Ma et al. descrevem uma técnica de verificação em cadeira de rodas para próteses faciais, fabricando uma amostra processada com diferentes texturas e espessuras de superfície.

A cor de base pode ser selecionada mantendo a tonalidade na parte inferior do antebraço, ao longo da linha do cabelo, anterior ao tragus e na base da hélice. Após a identificação da cor de base, a mistura pode ser efectuada por tentativa e erro. Adicionando pequenas quantidades de pigmentos ao silicone e comparando a mistura com o tom de pele do paciente.

Mark W. Beatty et al. referiram que a adição de pigmentos (Oil Pigment) ao silicone pode causar alterações significativas de cor quando exposto à radiação U.V. devido à incompatibilidade entre os pigmentos e o elastómero.

Os corantes utilizados na coloração de uma prótese facial são:

- Porcelana esmaltada

- Cerâmica
- Tinta de artista
- Corantes solúveis em água
- Tintas de celuloide
- Manchas fotográficas
- Corantes de resinas acrílicas
- Cores e tintas a óleo
- Pigmento de terra seca
- Flocagem de nylon
- Cosméticos comerciais
- Pigmentos cerâmicos

Uma vez identificada a cor de base, são aplicados esmaltes laminares para simular o aspeto complexo da pele. Os esmaltes laminares são camadas de cor pintadas no molde antes de embalar a cor de base e isto é combinado com a colocação de fios e flocos para a simulação de vasos sanguíneos.

As cores mais comuns para os esmaltes laminares são:

- Esmalte vermelho azulado.
- Esmalte bronzeado dourado
- Esmalte castanho escuro
- Opaco Amarelo Cor branca
- Azul escuro ou púrpura
- Opaco, cor de hélice rosa a vermelho

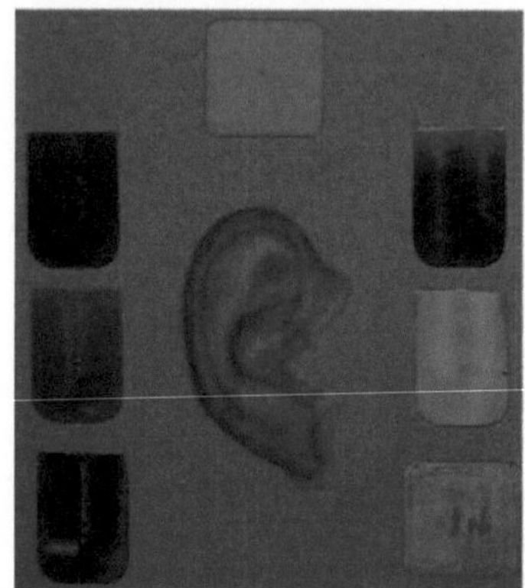

Fig. 22: Cores para o esmalte laminar

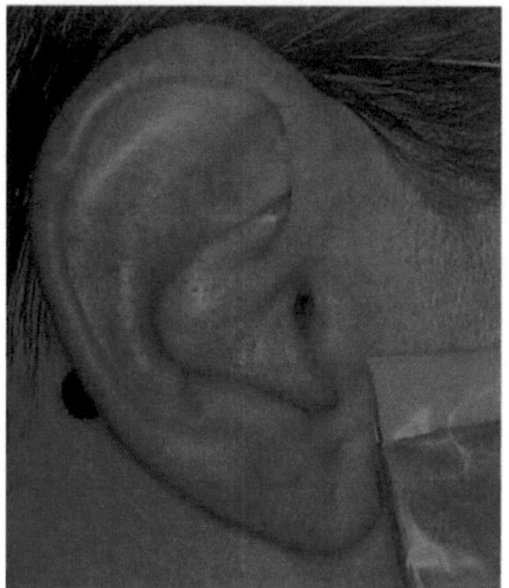

Fig. 23: A cor de base é comparada com a pele do doente com um esmalte vermelho azulado, sobreposto a uma cor de base

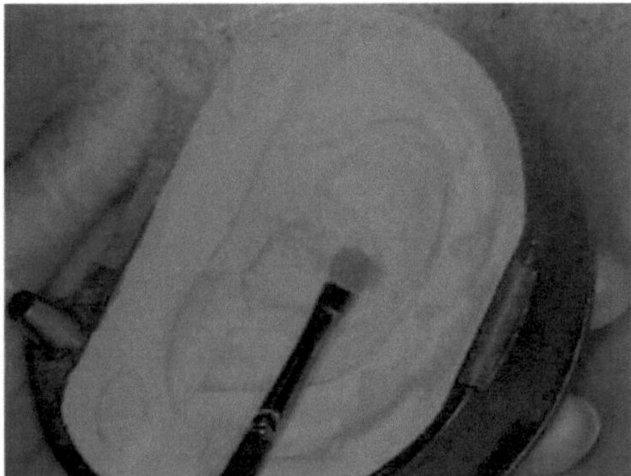

Fig. 24: O vidrado vermelho azulado é pintado na primeira camada do molde

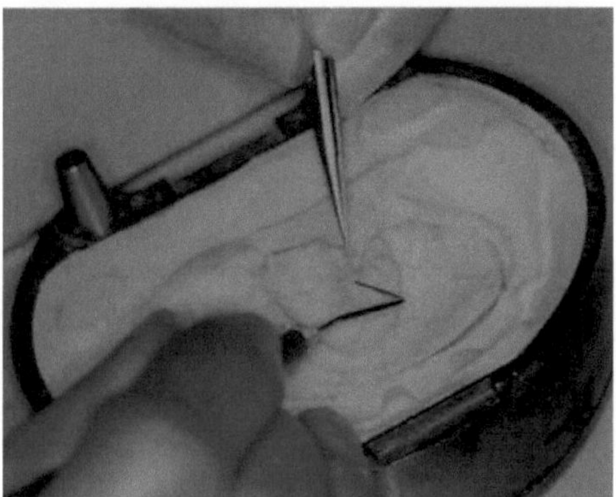

Fig. 25: Pinça e sonda periodontal para colocação de fio para simulação de vasos sanguíneos

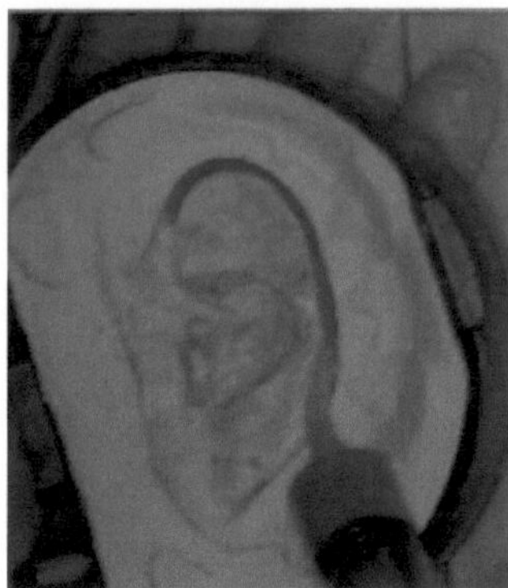

Fig 26: Seringa utilizada para injetar silicone no grupo helicoidal

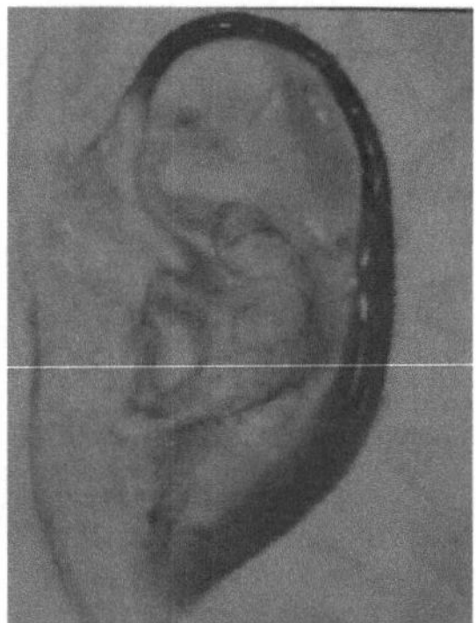

Fig 27: Molde pintado instrinsecamente antes de embalar a cor de base

A pintura laminar intrínseca é melhor conseguida utilizando silicone de presa rápida. Se as cores migrarem durante o processamento, as correcções podem ser feitas com coloração extrínseca.

A cor de base é a última cor colocada no molde. Ao embalar, tenha cuidado para não perturbar a cor laminar. A seringa é utilizada para injetar o silicone no molde. Fechar o frasco, colocar o molde em pinças e processar de acordo com as instruções do fabricante.

Após o processamento, a prótese é cuidadosamente recuperada e aparada. Avaliar o valor da prótese. Pode ser corrigida por coloração extrínseca.

Coloração extrínseca:

A coloração extrínseca é a cor aplicada à superfície de uma prótese que foi curada e removida do molde.

É mais previsível e pode ser avaliada em comparação com a pele do doente. Deve ser utilizada com moderação devido à sua vulnerabilidade às condições ambientais e ao manuseamento.

Aplicar os pigmentos extrínsecos em pequenas quantidades e sobre a superfície da prótese de forma pontilhada. A cura pode ser efectuada através da colocação num forno de circulação de ar a 90° centígrados. Os esmaltes adicionais são aplicados e curados utilizando um secador de ar. Utiliza-se álcool isopropílico ou metanol para limpar a superfície da prótese antes da coloração extrínseca do silicone.

Stephen. O. Bertlett et al. desenvolveram uma modificação da técnica de coloração extrínseca, utilizando um adesivo médico de silicone. O adesivo de grau médico forma uma ligação tenaz ao material de base, o que evitará a descamação da outra camada de borracha de silicone aquando da limpeza e manuseamento da prótese.

Micheal Henson et al. recomendaram a utilização de uma combinação de pigmentos cosméticos pré-misturados de terra nas técnicas de coloração de próteses faciais, o que proporciona um método eficiente e previsível de fabrico de próteses da cor da pele.

A aplicação de esmaltes extrínsecos resulta frequentemente num aspeto brilhante que pode parecer pouco natural. Existem várias técnicas para eliminar a superfície brilhante.

a) Aplicadores de espuma para cosméticos.

b) Alteração da geometria da superfície através da incorporação de fibras de sílica no elastómero de silicone.

c) Aplicação de pó de caulino na superfície curada da prótese.

A estabilidade da cor das MFP quando expostas ao ambiente tem sido uma grande preocupação para os médicos e os doentes. O serviço limitado de uma prótese facial é o resultado da degradação do elastómero e da instabilidade da cor. A deterioração pode ser causada por muitos factores, que incluem a exposição ambiental e alterações na humidade.

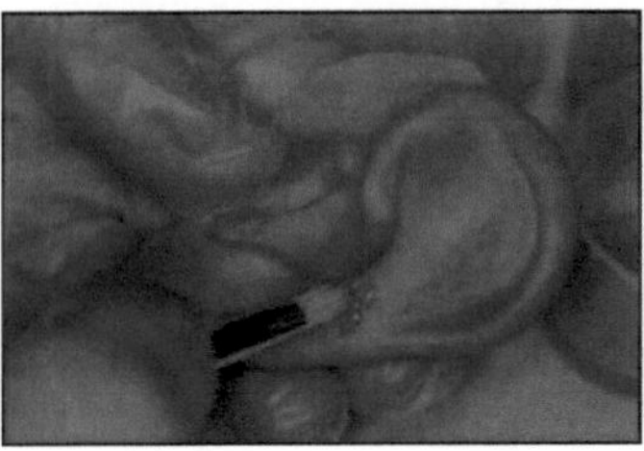

Fig. 28: Aplicação de cor extrínseca

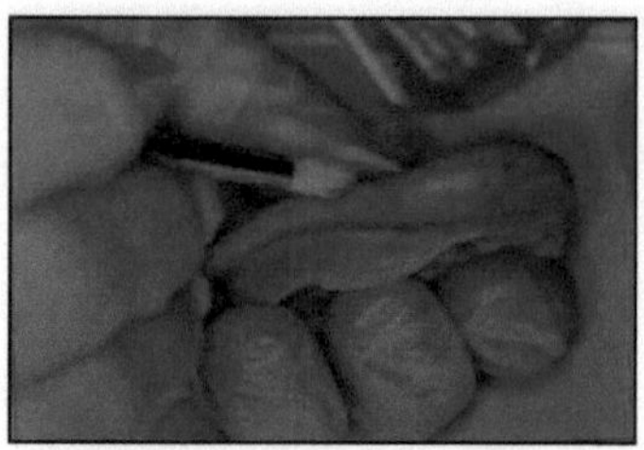

Fig 29: Misturar a costura

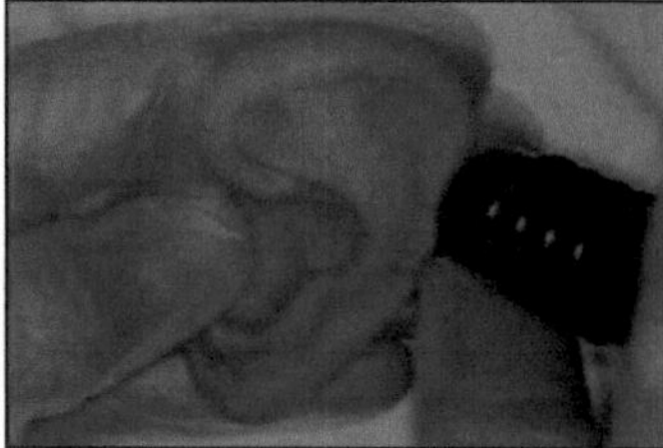

Fig. 30: Aplicação de caulino em

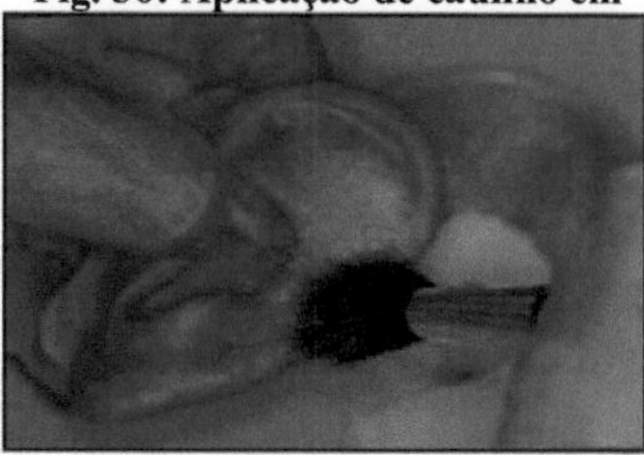

Fig. 31: Ar comprimido utilizado para

A superfície curada da prótese elimina o excesso de caulino

James C. Lemon et al. avaliaram a eficácia de um absorvente de luz UV intrínseco de largo espetro na estabilidade da cor do elastómero facial pigmentado quando exposto a intempéries artificiais e exteriores. Concluiu que o envelhecimento artificial causou mais alterações do que o envelhecimento no exterior e que o absorvente de luz UV-5411 não protegeu as amostras das alterações de cor.

Steven P. Haung avaliou a estabilidade da cor das combinações de elastómeros normalmente utilizadas quando expostas à intempérie. Concluiu que foram observadas alterações de cor em muitas combinações de elastómeros com corantes.

LIMITAÇÕES DOS MATERIAIS MAXILOFACIAIS

Nenhum material maxilofacial é ideal para todos os pacientes. Algumas das limitações de todos estes materiais são:

- O efeito contínuo da luz solar e da dilatação e contração vascular nos tecidos naturais não pode ser duplicado na prótese.
- As variações do tom de pele quando o doente é exposto a diferentes fontes de luz (por exemplo, incandescente, fluorescente e luz natural) não podem ser duplicadas na prótese
- A inflamação provocada por uma cirurgia recente, que desaparece com o tempo e obriga a refazer a prótese.
- Os factores emocionais que provocam alterações de cor na pele não podem ser reproduzidos na prótese.
- As diferentes condições fisiológicas do doente na vida quotidiana (por exemplo, falta de sono, doenças infecciosas e edema resultante da interrupção da drenagem linfática causada pela cirurgia) não podem ser reproduzidas na prótese.
- A prótese não pode duplicar o movimento facial completo do lado não defeituoso.
- Falta de previsibilidade da vida útil da prótese, devido a variações entre os pacientes (ou seja, secreções, tabagismo e ambiente)

PROBLEMAS COMUNS DOS MATERIAIS MAXILOFACIAIS

- Descoloração:

  - Descoloração da coloração intrínseca e extrínseca devido a factores ambientais externos.

  - Descoloração da prótese devido à perda de coloração externa.

- Degradação das propriedades físicas e mecânicas:

Pode dever-se a

- Perda de resistência ao rasgamento
- Alteração da textura da superfície
- Alongamento nas margens
- Compatibilidade com adesivos médicos
- Enfraquecimento das margens por corantes, adesivos, solventes, produtos de limpeza (os corantes não aderem quimicamente aos elastómeros)
- Deterioração das propriedades mecânicas estáticas e dinâmicas

DISCUSSÃO

A reconstrução maxilofacial por meios protéticos é uma contribuição valiosa que a medicina dentária oferece ao público. Os materiais e a sua utilização são um dos maiores problemas que um protésico enfrenta neste empreendimento. A restauração protética de defeitos faciais é uma arte antiga em que o sucesso foi sempre limitado pela indisponibilidade de materiais adequados. As peças faciais artificiais mais antigas documentadas, feitas de prata, ouro e bronze, foram encontradas em múmias egípcias. Historicamente, foram utilizados muitos tipos de materiais. A madeira, a cera, os metais, a vulcanite, a gelatina-glicerina, o látex e muitos tipos de materiais plásticos têm sido utilizados para próteses maxilofaciais. Atualmente, os materiais que permitem ao protésico maxilofacial servir os seus pacientes na construção de próteses faciais são os plásticos vinílicos, o poliuretano, a borracha de silicone e as resinas acrílicas.

O látex natural é um dos mais antigos materiais de prótese facial, introduzido no ano de 1930 por Clarke. Este material é barato e produz uma aparência realista. A instabilidade da cor, a fraca resistência dos bordos e a curta duração (3-4 meses) impedem a sua utilização como material de prótese facial.

As resinas acrílicas foram introduzidas como material de prótese facial pouco depois da Segunda Guerra Mundial. A prótese de resina acrílica é durável, higiénica, estável em termos de cor e cosmética. A rigidez deste material limita seriamente a sua utilização em leitos de tecido altamente móveis. Para ultrapassar a rigidez da resina acrílica, foram desenvolvidos copolímeros acrílicos para produzir material macio e elástico. No entanto, o material torna-se rígido durante a utilização devido à migração do plastificante.

No ano de 1943, as resinas vinílicas (PVC) foram introduzidas pela Vernon Ben Shoff Co. Estes materiais podem proporcionar uma estética desejável, flexibilidade e adaptabilidade à coloração intrínseca e extrínseca. Atualmente, as resinas vinílicas são amplamente utilizadas no campo da prótese facial e estomatognática. No entanto, este material tem algumas propriedades inferiores, como uma vida útil curta (3-6 meses), fraca estabilidade dimensional, requer moldes metálicos e rigidez devido à perda de plastificante. **D. Wright e J. Castleberry** referiram que, atualmente, mesmo as melhores próteses de vinil têm uma vida útil muito curta.

Lewis e Castleberry referiram que o polietileno clorado é semelhante ao cloreto de polivinilo em termos de propriedades químicas e físicas.

Mais tarde, o Epithane -3 (Poliuretano) foi desenvolvido por **Dan Rosa** em 1944. Este material apresenta uma estética superior, flexibilidade, permite a coloração extrínseca e intrínseca e tem resistência dos bordos. No entanto, tem algumas deficiências como a fraca estabilidade da cor, a incompatibilidade com o sistema adesivo e a curta esperança de vida (3-6 meses).

Os silicones foram introduzidos por volta de 1946, mas só nos últimos anos é que têm sido utilizados no fabrico de próteses maxilofaciais. Os elastómeros de silicone foram utilizados pela primeira vez para próteses externas por Barnhart em 1960 e, desde então, tornaram-se o material de eleição devido à sua inércia química, resistência, durabilidade e simplicidade técnica. No entanto, a fraca resistência ao rasgamento, as fracas propriedades adesivas: não molhabilidade e não polibilidade, a abrasão e a ulceração dos tecidos moles tendem a limitar a sua utilização até certo ponto.

Os silicones são atualmente os mais populares de todos os materiais protéticos maxilofaciais. Os silicones são classificados como silicones HTV e RTV, dependendo da ativação do processo de vulcanização.

Os silicones HTV têm uma excelente estabilidade térmica, resistência e são biologicamente inertes. No entanto, este material requer um dispositivo de moagem para incorporação de cores e moldes metálicos para vulcanização, quando comparado com os silicones RTV.

Os silicones RTV são os mais utilizados entre os elastómeros de silicone devido à facilidade de manipulação e à utilização de moldes de pedra para o processamento. Os silicones RTV mais utilizados são os silastic 382, 399 e 891, MDX 4-4210, Cosmesil e A-2186. J. Andres efectuou um inquérito e referiu que o silicone RTV MDX 4-4210 é normalmente utilizado entre os silicones RTV. As próteses de silicone RTV são pesadas, menos flexíveis, requerem materiais adesivos para segurar a prótese e apresentam um efeito de fecho.

Para ultrapassar o peso da prótese de silicone, foram desenvolvidos silicones espumosos (forma de silicone RTV). No entanto, a resistência do elastómero diminui juntamente com a diminuição do peso. Os primários são utilizados para promover a ligação entre o silicone e outros materiais maxilofaciais.

Na década de 1970, os materiais de implante, como metais, ligas e polímeros, foram utilizados para a restauração de defeitos faciais. O tântalo foi o material de implante mais popular em comparação com outros metais. Entre os polímeros, os materiais de implante de silicone são amplamente utilizados por serem inertes, baratos e facilmente disponíveis.

O sucesso das próteses faciais depende da sua retenção. Adesivos, mecânicos, anatómicos e implantes são os vários métodos de retenção das próteses faciais. A maioria das próteses faciais é retida com adesivos de qualidade médica.

A estabilidade da cor dos materiais de prótese maxilofacial quando expostos ao ambiente tem sido uma das principais preocupações dos médicos e dos doentes. Entre os materiais discutidos, o silicone mostrou melhor estabilidade de cor.

As propriedades físicas e mecânicas de vários materiais de prótese facial têm sido estudadas por investigadores. A avaliação laboratorial dos materiais protéticos faciais utilizando procedimentos de ensaio normalizados não coincide com o desempenho clínico dos materiais. O desafio final de um material de prótese facial é o seu desempenho clínico. Até à data, nenhum material foi aceite para uso maxilofacial da mesma forma que a resina de dentadura foi aceite para prótese oral. Cada um destes materiais tem deficiências que limitam seriamente a sua utilização. Estão a ser realizadas mais investigações para encontrar um material melhor com uma esperança de vida de pelo menos 2 anos.

CONCLUSÃO

Como protésico, o nosso objetivo deve ser prestar o melhor serviço possível ao doente no que diz respeito à restauração e continuidade do defeito na sua forma mais natural. A restauração protética de defeitos faciais é uma arte antiga em que o sucesso foi sempre limitado pela indisponibilidade de materiais adequados. Embora tenham sido utilizados elastómeros e polímeros modernos para restaurar os defeitos faciais, nenhum dos materiais apresentou caraterísticas físicas e clínicas desejáveis. Até à data, não existe um material ideal que se assemelhe ou duplique a pele humana. Assim, a investigação futura deve concentrar-se em dois objectivos principais:

1) Para melhorar as propriedades físicas e mecânicas,
2) Encontrar agentes corantes estáveis e desenvolver um método científico de correspondência de cores com a pele humana.

Deveríamos considerar-nos abençoados e afortunados por não termos de passar pelo trauma emocional, físico e mental a que foram submetidos esses infelizes.

Concluo com as célebres palavras: "O amor do nosso rosto só está ao lado do amor da nossa vida e, por isso, o grito mutilado de socorro".

REFERÊNCIAS

1. Abdelnnabi MM, Moore DJ, Sakumura JS, "Estudo comparativo in vitro: MDX-4-4210 e material de silicone de polidimetilsiloxano" J Prosthet Dent 1984 Apr; 51(4):523-6

2. Adisman I. Kenneth, Desjordins P. Ronald: "Intrinsic color of Isophoronc polyurethane for maxillofacial prosthetics Part I: Physical properties" (Cor intrínseca do poliuretano isofórico para próteses maxilofaciais - Parte I: Propriedades físicas). J Prosthet Dent. 1984, 51(4), 519-522.

3. Amnuay kiat suderat, Gettleman Lawrence, Zafrullakhan, "Efeitos da retenção de adesivos em próteses maxilofaciais Parte I: Pensos cutâneos e solventes: removedores". J Prosthet Dent -2000, 84, 335-340.

4. Amnuay kiat suderat, Gettleman Lawerence, Zafrullakhan, Parte II: "Efeitos da retenção adesiva em próteses maxilofaciais Parte II: Efeitos do tempo e da reaplicação". J Prosthet Dent, 2001, 85, 438-441.

5. Andres CJ, Haug SP, Munoz A. Carlos. "Efeitos dos factores ambientais nos elastómeros maxilofaciais. Parte I: Revisão da literatura" J Prosthet Dent 1992; 68: 327.

6. Andres CJ, Haug SP, Munoz A. Carlos. "Efeitos dos factores ambientais nos elastómeros maxilofaciais. Parte II: Revisão da literatura" J Prosthet Dent 1992; 68:519-22.

7. Bart lett O.Stephen, Pineda Y.Levy, Moore J.Dorsey, "Surface characterization of siilcone rubber prosthesis" (Caracterização da superfície da prótese de borracha de siilcone). J.Prosthet. Dent. 1971, 25(1). 69-71.

8. Beatty MW, Mahanna GK, Jia W. "Mudanças de cor induzidas por radiação ultravioleta que ocorrem em elastómeros maxilofaciais pigmentados com óleo". J Prosthet Dent 1q99 Oct;82(4):441-446.

9. Beumer John Curtis A. Thomas, Firtell N.David, "Prosthodontic surgical considerations, C.V.Mosby Company, ST. Louis, 1979, Pg..Vo.311- 397.

10. Chalian A. Varagon, Drane P.Joe, Standish Miles.S. "Maxillofacial Prosthetics", Williams and Wilkins, Baltimore - 1971, Pg. No.281-350.

11. Dahl E.John, Polyzois L.Gregory, Dr.Dent, "Irritation test of tissue adhesives for facial prosthesis. "J Prosthet Dent.2000, 84 (4), 453-457.

12. Dootz ER, Koran A 3rd, Craig RG. "Propriedades físicas de três materiais maxilofaciais em função do envelhecimento acelerado" J Prosthet Dent 1994; 71(4): 3 7983.

13. Farah J.W, Robinson J.C, Koran A, Croiag R.G, "Propriedades de um silicone reticulado modificado para prótese maxilofacial". .1.Oral, Rehab, 1987;14, 599605.

14. Fine Louis, Robinson E. Johnson, George W. Borhort, "Novo método para colorir próteses faciais" J Prosthet Dent 1978; 39, 643-649.

15. Gary JJ, Smith CT. "Pigmentos e sua aplicação em elastómeros maxilofaciais: uma revisão da literatura". J Prosthet Dent I998;80(2):204-8

16. Grant T. Gerald, Taft M.Robert, Wheeler T. Stephen, "Aplicação prática de poliuretano e velcro em próteses maxilofaciais" J Prosthet Dent 200; 85, 281-283.

17. Haug SP, Moore BK, Andres CJ. "Estabilidade da cor e efeito do corante nos elastómeros maxilofaciais. Parte II: efeito do desgaste nas propriedades físicas" J Prosthet Dent I999;81(4):423-30.

18. Haug SP, Moore BK, Andres CJ. "Efeitos dos factores ambientais nos elastómeros maxilofaciais Parte III - Propriedades físicas, J Prosthet Dent1994; 68, 644-651.

19. Henson D Micheal, Shipmen Berry, "Cosméticos comerciais e o seu papel na coloração de próteses faciais". J Prosthet Dent 1983;50 (6), 818-820.

20. Johnston WM, Hesse NS, Davis BK, Seghi RR. "Analysis of edge-losses- in reflectance measurements of pigmented maxillofacial elastomer". I Dent Res 1996; 75(2): 752-60.

21. Johnston WM, Ma T, Kienle BH. "Parâmetro de translucidez de corantes para próteses maxilofaciais". J Prosthet Dent 1995; 8(1): 79-86.

22. Karayazgan B, Gunay Y, Evlioglu G. Melhoria da resistência dos bordos numa prótese facial através da incorporação de tule: um relatório clínico.J Prosthet Dent. 2003 Dec;90(6):526-9.

23. Keith Kent, Zeigl Robert, kent Kenneth, "Controlling the porosity and density of silicone rubber prosthetic material". J Prosthet Dent 1983; 50 (2; . 230-235.

24. Kiat-Amnuay S, Lemon JC, Powers JM. "Efeito dos opacificadores na estabilidade da cor do silicone maxilofacial pigmentado A-2186 sujeito a envelhecimento artificial." J Prosthodont 2002,11(2):109-16.

25. Kiat-Amnuay S, Mekayarajjananonth T, Powers JM, Chambers MS, Lemon JC. Interações de pigmentos e opacificadores na estabilidade da cor de elastómeros maxilofaciais MDX4-4210/tipo A sujeitos a envelhecimento artificial.J Prosthet Dent. 2006 Mar;95(3):249-57.

26. Kiat-Amnuay S, Gettleman L, Goldsmith LJ. Efeito de camadas multi-adesivas na retenção de próteses extra-orais de silicone maxilofacial in vivo.J Prosthet Dent. 2004 Sep;92(3):294-8.

27. Kouyoumdjion, Chalian V.A, Moore B.K., "A comparison of physical properties of a -.room temperature vulcanizing silicone modified- and unmodified". J Prosthet Dent 1985; 53 (3) 85-86.

28. Lai J.H, Hodges J.S "Effects of processing parameters on physical properties of the maxillofacial prosthetic materials" Dental materials (1999;15, 450-455).

29. Laney R.William, Gardner F. Alwyn, "Maxillofacial prosthetics," Publicação PSG 1979.

30. Lemon JC, Chambers MS, Jacobsen ML, Powers JM. "Estabilidade da cor das próteses faciais". J Prosthet Dent 199 ;74(6):613-8.

31. Lewis D.H, Castle Berry. D.J. Fischer T.E., "New and Improved elastomers for extra oral maxillofacial prosthesis". J.Dent. Research-1977; Resumo -524.

32. Lewis DH, Castleberry DJ. "Uma avaliação dos avanços recentes em materiais maxilofaciais externos". J Prosthet Dent 1980; 43(4); 426-32.

33. Lont Z, F.John, "Materiais de última geração utilizados na reconstrução de próteses maxilofaciais" DCNA. 1990; 34, 307-325.

34. Lucas S.Micheal, Moore J.Dorsey, "Cultura de tecidos e estudo histológico de um novo elastómero". J Prosthet Dent 1979;42 (4), 447-451.

35. Ma T, Hicken SC, Buchanan CR, DeBoie RG. "Verificação da cor na cadeira para próteses faciais". J Prosthet Dent 1988; 60(2): 219-21.

36. Moore DJ, Glaser ZR, Tabacco MJ, Line baugh MG; "Evaluation of polymeric materials for maxillofacial prosthetics" (Avaliação de materiais poliméricos para próteses maxilofaciais). J Prosthet Dent 19 77 ;38(3):319-26.

37. Polyzois GL. "Avaliação de um novo elastómero de silicone para próteses maxilofaciais". J Prosthodont 1995;4(1):38-41.

38. Polyzois GL. Dr. Dent, "Mechanical properties of 2 new addition-vulcanizing silicone prosthetic elastomers". Mt J Prosthodont 1999;12(4):359-62.

39. Polyzois L. Gregory, Dr. Dent, Andreo Poulos G. Andreas "Algumas propriedades físicas de um elastómero facial melhorado" - Um estudo comparativo. J Prosthet Dent. 1993; 70, 26-32.

40. Polyzois L. Gregory, Dr. Dent, Frangou. F.Mary, "Colagem de elastómeros protéticos de silicone a três resinas de dentadura diferentes. Int. J.Prosthodent 2002; 15, 535538.

41. Polyzois L. Gregory, Dr. Dent, Kullinen Anette, "Efeitos dos materiais protéticos maxilofaciais de silicone RTC em culturas de células". J Prosthet Dent -1994; 71. 505-510.

42. Polyzois L. Gregory, Dr. Dent, Tarantili A. Petroula, "Physical properties of a silicone prosthetic elastomer stored in simulated skin secretions J Prosthet Dent - 2000; 83, 572-7.

43. Rahn e Boucher. Maxillofacial prosthetics: principles and concepts, W.B Saunders Company 1970

44. Reisbik "Materiais dentários em medicina dentária clínica". Pág. No.315-318.

45. Relatórios dos Conselhos e Gabinetes, "Maxillofacial prosthetic materials, JADA. 1975; 90, 844-847.

46. Sanchez RA, Moore DJ, Cruz DL, Chappell R. "Comparação das propriedades físicas de dois tipos de polidimetilsiloxano para o fabrico de próteses faciais". J Prosthet Dent 1992;67(5):679-82.

47. Schaf G. Norman, "Color characterizing silicone rubber facial prosthesis" Prosthet Dent:197,-, 24 (2), 198-202.

48. Taft M. Robert, Cameron M. Stephen, "The effect of premolars and surface characteristics 012 the addition in peel force of silicone elastomers bonded to resin materials". J Prosthet Dent, 1996,76, 515-518.

49. Taylor, D.Thomas "Clinical Maxillofacial Prosthetics" Quintessence Publication Co,Inc 2000. Pg. 233-276.

50. Tran NH, Scarbecz M, Gary JJ. Avaliação in vitro da alteração de cor do elastómero maxilofacial através da utilização de um absorvente de luz ultravioleta e de um estabilizador de luz de amina impedida. J Prosthet Dent. 2004 maio;91(5):483-90.

51. Thomas F. Keith, "Prosthetic Rehabilitation", Quintescence Puh.Co., 1994.

52. Turner GE, Fischer T.E, Castleberry D.J," Intrinsic color isophorone for maxillofacial prosthesis". Parte I: Propriedades físicas. J Prosthet Dent 1984;5 1(4), 519-522.

53. Udagania Ariyadasa, "Urethane-lined silicone facial prosthesis," J Prosthet Dent - 198;58 (3), 351-353.

54. Uclagama Ariyadasa, Drane B.Joe, "Utilização de silicone de grau médico com ligações cruzadas de triaceto de metilo siloxano para próteses faciais". J Prosthet Dent 1982:48 (1). 86-88.

55. Vares M.Eniko, Wolfaardt Joh, Becker J.Petrus, "Uma avaliação das caraterísticas de superfície de um elastómero protético facial. Parte I, Revisão da literatura sobre as caraterísticas da superfície de materiais dentários com aplicação protética maxilofacial". J Prosthet Dent 1990; 63, 193-7.

56. Vares M.Eniko, Wolfaardt Joh, Becker J.Petrus, "Uma avaliação das caraterísticas da superfície de um elastómero protético facial. Parte III, molhabilidade e dureza J Prosthet Dent 1990; 63, 466-471.

57. Waters L.G., Jagger, Polyzois. G.L. "Wettability of silicone rubber maxillofacial prosthetic material". J Prosthet Dent -1999, 81, 438-443.

58. Wotfaardt JF, Chandler HD, Smith BA. "Propriedades mecânicas de novos materiais faciais". J.Prosthet Dent-1985;53(2):228-34.

59. Ya R. Koran A 3rd, Powers JM. "Efeito da temperatura de processamento nas propriedades de um elastómero maxilofacial de cloreto de polivinilo". J Dent Res

1983;62(10): 1098-1100.

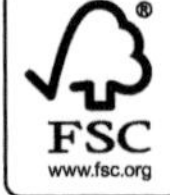

MIX
Papier aus verantwortungsvollen Quellen
Paper from responsible sources
FSC® C105338

Printed by Books on Demand GmbH, Norderstedt / Germany